U0725930

广东省中医院 建院90周年
GUANGDONG PROVINCIAL HOSPITAL OF CHINESE MEDICINE
献给大家的**健康书** 系列

再高明的医生

也不可能比您更懂自己的身体

这本书可帮助广大女性

更好地认识自己的身体

更早地关注自己的健康

知道如何观察、分析和应对

我们身体所发出的信号

更好地了解和照顾自己

以保持健康的体魄和良好的生活品质

Health

重塑健康

女性养生
公开课

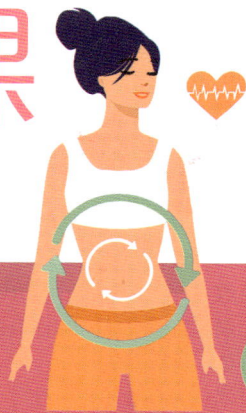

主编｜王小云　曹晓静

人民卫生出版社
·北京·

版权所有，侵权必究！

图书在版编目（CIP）数据

重塑健康：女性养生公开课 / 王小云，曹晓静主编.
北京 ：人民卫生出版社，2024. 9. — ISBN 978-7-117
-36455-3

Ⅰ. R212

中国国家版本馆 CIP 数据核字第 2024TQ7239 号

人卫智网	www.ipmph.com	医学教育、学术、考试、健康，购书智慧智能综合服务平台
人卫官网	www.pmph.com	人卫官方资讯发布平台

重塑健康：女性养生公开课
Chongsu Jiankang: Nüxing Yangsheng Gongkaike

主　　编：王小云　曹晓静
出版发行：人民卫生出版社（中继线 010-59780011）
地　　址：北京市朝阳区潘家园南里 19 号
邮　　编：100021
E - mail：pmph @ pmph.com
购书热线：010-59787592　010-59787584　010-65264830
印　　刷：北京顶佳世纪印刷有限公司
经　　销：新华书店
开　　本：889×1194　1/32　　印张：6
字　　数：145 千字
版　　次：2024 年 9 月第 1 版
印　　次：2024 年 11 月第 1 次印刷
标准书号：ISBN 978-7-117-36455-3
定　　价：59.80 元
打击盗版举报电话：010-59787491　E-mail：WQ @ pmph.com
质量问题联系电话：010-59787234　E-mail：zhiliang @ pmph.com
数字融合服务电话：4001118166　　E-mail：zengzhi @ pmph.com

本书受以下单位和基金资助：广东省中医药学会；王小云全国名老中医药专家传承工作室建设项目（国中医药人教发〔2016〕42号）；广东省中医院岭南妇科流派传承工作室建设项目（中医二院.〔2013〕233号）

重塑健康：
女性养生公开课

主　编　王小云　曹晓静

副主编　侯佳睿　成芳平　朱静妍

编　委　（按姓氏笔画排序）

王小云　王永霞　王彦彦

邓霭静　叶润英　冯大宁

成芳平　朱　敏　朱静妍

刘　建　刘　娟　杜巧琳

宋　雷　陈　玲　陈秋霞

侯佳睿　饶玲铭　骆赟韵

聂广宁　唐　虹　黄　爽

黄旭春　黄梓燕　曹晓静

梁洁莎　温丹婷　温明华

曾玉燕　黎辉映　黎霄羽

总序

2023 年是广东省中医院建院 90 周年。作为中国近代史上历史最为悠久的中医医院，广东省中医院自 1933 年建院初期，就以振兴、发展中医药事业和为人民群众提供优质的中医药健康服务为己任，一代代广东省中医院人赓续"上医医国　先觉觉民"的红色基因，砥砺奋进，勇毅前行。

90 年筚路蓝缕，90 年初心弥坚。长期以来，我们始终高度重视中医药文化弘扬和健康科普传播工作，以人民群众健康需求为导向，充分发挥名院、名科、名医、名药等优势资源，不断创新载体，注重医媒融合，为人民群众生命健康全周期保驾护航，为健康中国建设贡献力量！

值此医院 90 华诞之际，在上级主管部门的指导下，在人民卫生出版社的大力支持下，我们组织编写这套"献给大家的健康书系列"，作为送给大家的一份特殊的礼物。

该系列图书由医院呼吸科、妇科、脾胃病科、治未病中心、骨伤科、耳鼻喉头颈科、心理睡眠科及脑病科等多个国家级重点专科的团队精耕细作而成，联袂为大家奉上一套健康大餐。在这里，您可以学习国医大师邓铁涛老先生的百岁养生法，可以了解厨房里的膳食养生智慧，还可以了解什么是"正确"的呼吸、如何保护我们"脆弱"的颈椎、怎样睡得更好……希望该系列图书能够成为您健康的"加油站"。

2023 年 9 月

前言

　　作为一名中医妇科医生，我一直立志于推广中医女性养生保健知识，这也是我们团队一直以来的心愿。

　　作为一名职业女性，我深知女性在职场、家庭中的责任和压力，为了兼顾事业与家庭，很多女性常无暇顾及自身健康，往往在身体特别不舒服时才来就诊，病情就比较重了，这让我们深感痛心。

　　那么，如何才能让大家更好地了解自己的身体呢？如何帮助大家做到未病先防呢？这正是我们撰写这本书的初衷。希望通过本书中通俗易懂的中医养生知识，帮助广大女性更好地认识自己的身体，更早地关注自己的健康，知道如何观察、分析和应对我们身体所发出的信号，正所谓"知人者智，自知者明"，了解自己是任何人都无法代替的优势，再高明的医生也不可能比您更懂自己的身体。

　　本书将涵盖女性身体健康的方方面面，从体质养生到优质睡眠，再到科学养生的方式、方法，帮助大家全面了解自己的月经、外阴、阴道、卵巢、子宫和盆腔等功能以及疾病的发生、治疗和预防等方面的详细内容。衷心希望这本书能够为读者提供全面的女性健康知识，帮助大家更好地关注自身健康，通过学习到的科学养生方法，更好地了解和照顾自己，以保持健康的体魄和良好的生活品质；同时，您也可以将这些知识传授给家人和朋友，让更多的人受益，让更多的人享受到健康带来的益处。

　　最后，我想对在本书编撰过程中所有给予过我们帮助的领导、同事和朋友们表示衷心的感谢，特别是广东省中医院的徐振华主任及其团队人员朱杰彬老师对本书插图的大力支持和帮助，感谢您们对女性健康科普事业的无私奉献。只有我们共同努力，才能让更多的女性朋友了解养生知识，从而拥有更健康、更幸福的生活。让我们携手并进，为妇女健康事业贡献自己的一份力量！

2024 年 6 月

目录

第一章
顺应体质养生，重塑女性健康体质 001

第二章

养生关键——拥有优质睡眠　027

第三章

注重科学养生，重塑女性健康　049

第一章

顺应体质养生，重塑女性健康体质

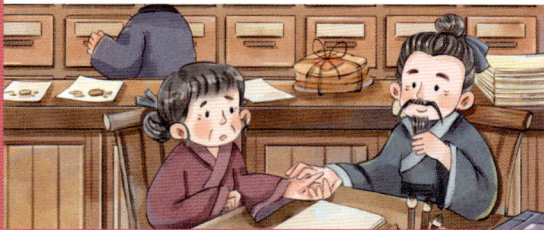

1 什么是体质

体质一词，大家颇为熟悉，在日常生活中也常常会听说一些有让人羡慕的特殊体质的人，拥有多吃不胖、永不近视、一秒睡着等特征；也有一部分人，会有口眼干燥、面生暗斑、失眠、脱发、身体虚胖等特征，这些体征或症状都与人的体质密切相关。那么，到底什么是体质呢？

其实，体质与父母遗传（即先天禀赋）和后天因素（比如生活习惯、工作、居住环境、情绪变化等）有关，通过先天因素和后天因素相互影响、相互作用而形成的身心素质。一个人的体质，体现在他/她的形体结构、机体功能、心理、伦理和适应环境（自然和社会）的能力等方面。体质可以说是相对稳定的，但又有动态可调性，不是一成不变的。

2 体质形成的影响因素

1. 与遗传因素有关

痰湿体质、湿热体质、血瘀体质等都有一定的遗传性。

2. 与后天因素影响有关

首先饮食对于身体的影响在后天因素中是最大的；其次是工作环境、生活环境和心情等影响。体质是可以随饮食、工作、生活环境等改变而发生变化的，也正因为如此，中医通过研究人的体质，分析疾病的发生和演变，从而起到预防和治疗各种疾病的作用，也为人们提供有效的养生方法。

3 女性体质通常分为几种？有哪些特点

人的体质基本分为 9 种类型：平和体质、气虚体质、阴虚体质、阳虚体质、痰湿体质、湿热体质、血瘀体质、气郁体质、特禀体质（图 1-1）。其中平和体质为正常体质，其他 8 种体质均有偏颇。

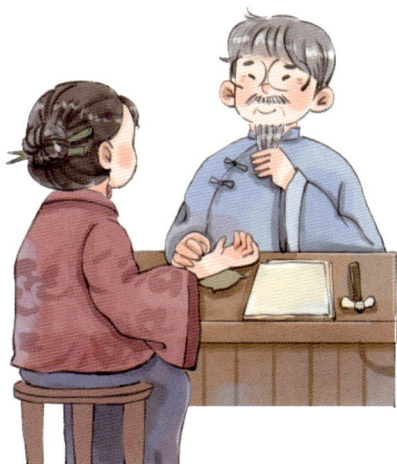

图 1-1　中医体质辨证

1. 什么是平和体质

平和体质，顾名思义，就是身体的阴阳气血调和，不偏不倚，是一种身体和精神都健康的状态。世界卫生组织对健康的定义：健康不仅指没有疾病或虚弱，而且身体、心理和社会适应方面都处于良好的状态。

平和体质人的特征：这类人在外观上，体形匀称健康，肤色润泽，目光有神；在心理上，性格随和开朗，对环境适应能力强；精力充沛，不易疲劳，耐受寒热，睡眠安和，胃口良好，大、小便正常；在发病倾向上，患病较少，抵抗力好。舌脉表现为舌淡红、苔薄白，脉象平和。

2. 什么是气虚体质

气虚，顾名思义，就是一身之气不足。俗话说"人活一口气"，气是构成人体生命的物质基础。气虽然看不见、摸不着，但人体内脏腑经络的生理活动全靠气来维持和推动。如心的功能叫心气，肺的功能叫肺气。当一个人气虚了，自然就会导致生理功能减弱，形成气虚体质。

气虚体质人的特征：最常见的是容易出现气短、疲倦、出汗。以肺气虚为主的人总是感觉说话有气无力，运动起来更是气喘吁吁、容易出汗、易感冒；脾气虚的人常感到身体疲倦、精神不振，很难维持正常状态的活动，还有肌肉松软、食欲不佳、性格内向、病后恢复缓慢等特点。舌淡红、胖嫩，边有齿痕，脉象虚缓。

3. 什么是阴虚体质

这里涉及阴阳的概念，中医认为，阳可温暖人体，阴可滋润人体。阴虚体质常出现体内阴液不足、阴虚生内热。

打个比方，锅里满满的都是水，炉子上点着小火，此时，锅内的水保持着适宜的温度，不至于沸腾。锅里的水好比是"阴液"，而锅里持续的温度就好比是"阳气"。水不少，温度也不太高，刚刚好，这就好比是人体内的阴阳处于相对平衡的状态。可是，如果锅里的水被倒出一些，水少了，此时火还是那么大，虽然只是小火苗，但是，随着水的蒸发，锅里的水会越来越少，就相当于阴虚（水变少）生内热（温度升高）了。

阴虚体质人的特征：形体消瘦、两颧潮红、手足心热、口干舌燥、全身燥热、大便秘结、性情急躁，容易感到心烦、爱发脾气，也时常与人发生口角。舌红、苔黄厚，脉细数。

4. 什么是阳虚体质

阳虚，即阳气不足。《黄帝内经》记载："阳气者，若天与日，失其所，则折寿而不彰。"古人把阳气比作天空中的太阳，如果没有太阳，万物就不能生长。同样，人体中的阳气也是一个"小太阳"，能源源不断地提供能量，维持生理活动。中医有"阳虚则寒"的说法，有的女性从小就非常怕冷，一年四季都手脚冰凉，夏天过得还算舒服，秋冬季节就很难过了。气温稍微转凉，她就要盖上厚棉被，到了冬天更要把身上裹得厚厚的才能出门，不然就会后背冷、膝盖疼，还非常容易受寒感冒。平时也不敢吃寒凉的食物，否则就会肚子疼。相信不少朋友都有这样的烦恼，当出现类似症状时，可能是阳虚了！

阳虚体质人的特征：面色淡白，精神不振，怕冷，手足冰凉，喜欢温暖和热食，大便稀溏，小便频多。性格多内向。舌质胖嫩、舌苔白滑，脉象沉迟。

5. 什么是痰湿体质

当今社会肥胖或超重的人越来越多，经常听到有人开玩笑说自己"喝水也长肉"，而且常常感到身体沉重乏力、头晕困倦，此类乃为虚胖。其实这与中医理论中的痰湿密不可分，是由于脾的运化功能减退而导致身体内水湿无法正常代谢。而这又与中医体质学中的一种体质息息相关，那就是痰湿体质，元代医家朱丹溪曾明确提出"肥人多痰湿"。

痰湿是什么？是指人平时咳嗽时排出的痰吗？其实不是的，中医理论中痰湿的范围非常广泛。一般来说，身体先有湿气，如果不注意祛湿，湿气进一步凝结就会形成更为黏腻的痰。

中医把"痰"分为两类，狭义的痰是有形之痰，就是呼吸道中的痰；广义的痰是无形之痰，通俗来讲就是身体内多余水分的聚集。痰湿体质的"痰"一般指的是这种无形之痰，它是由体内无法代谢的水湿凝聚而成的，虽然看不见、摸不着，但会积聚在五脏六腑，阻塞经络，流窜全身，影响身体健康。

痰湿体质人的特征：①肥胖，如形体肥胖、腹部肥满松软；②黏滞，如痰多、口中黏腻、皮肤油脂较多、汗多黏腻、大便黏腻；③重浊，如浑身倦怠沉重、双腿沉重乏力、不爱运动，头昏沉沉的、容易困倦，舌苔厚腻，脉滑数。

6. 什么是湿热体质

湿热，是湿与热同时存在于体内的病理变化，湿与热是中医中一对颇为顽固的邪气组合。湿为阴邪，水湿停聚就是体内多余水分的聚集；热为阳邪，火热内扰也就是常说的上火。当体内多余的水分和多余的热气结合在一起，就形成了湿热体质。正如清代医家薛雪所说："太阴内伤，湿饮停聚，客邪再至，内外相引，故病湿热。"湿热体质人群的体内环境，就像夏天潮湿闷热的桑拿天一样，闷热难受。

湿热体质人的特征：面部、头发容易出油，爱生痤疮、粉刺，皮肤瘙痒；口苦口干、胁肋胀痛、腹部胀满，性格急躁、易怒；还可表现为食欲减退、恶心腹胀、便溏、肢体困重等不适；甚至带下量多、外阴瘙痒，小便黄赤、大便黏滞不爽等。舌暗，苔黄腻，脉濡数。

7. 什么是血瘀体质

不知道大家有没有留意这样一种情况，有的人面色黯滞，身上不知为何总是青一块紫一块的，照镜子口唇也是乌黑乌黑的，总觉得胸前憋闷，喘不上气……其实，这与体内的瘀血有关。大家要知道，血瘀体质也是最容易引发脑梗死、冠心病、高血压的体质，大家要引起重视。

血瘀体质人的特征：体形偏瘦，面色晦暗、皮肤黯滞，毛孔粗大、粗糙，磕碰后易出现瘀斑、瘀点，易脱发、痛经或闭经，经色紫黑有血块。舌质黯有瘀点，或有片状瘀斑，舌下静脉怒张，脉多细涩。

8. 什么是气郁体质

说到气郁体质，有一位代表人物，那就是《红楼梦》中的林妹妹，林黛玉长期处于郁郁寡欢的伤感情绪中，从而形成了"多愁多病之身"，为典型的气郁体质。

气郁，即气机郁滞。气是人体中不断运动着的具有很强活力的精微物质，能推动和维持各种生理活动。气运行顺畅是健康的重要保障，而当气运行受阻碍或停滞时，就会导致气机郁滞，易形成气郁体质，影响身心健康。

气郁体质人的特征：常心情不好，性格较内向，烦闷不乐，或敏感多疑，一点小事就可能导致情绪失控、烦躁，而且遇到挫折便会焦虑不安、忧郁脆弱，容易紧张、害怕，对精神刺激的适应能力较差；常出现胁肋胀痛、胸闷，经常唉声叹气，心烦失眠，或伴有腹部胀满、嗳气呃逆、食欲减退，或咽喉有异物感，或乳房胀痛等。

9. 什么是特禀体质

　　容易过敏就是特禀体质人群的最大特点。人们经常用春暖花开来形容春天，花开艳丽，芳香四溢，当有的人徜徉在天赐的美景中时，有的人却感觉难熬，特别害怕春天的到来，因为花粉会导致他们过敏，会给他们带来很多烦恼。他们不得不戴上加厚的口罩，绕道而行；山林蓊秀，绿荫小径，他们不敢逗留过久，更不敢让野草轻扫皮肤；亲友新房，淡漆余味，他们也不得不早早退席，长坐不得，特别痛苦，这说的就是特禀体质人群。

　　特禀体质人的特征：易出现皮肤瘙痒，红肿、脱屑、灼痛，或常发荨麻疹；或易感冒、鼻塞、打喷嚏、流鼻涕或咽痒、目肿难睁，甚至出现呼吸窘迫、心动过速、哮喘、紫癜、昏厥等急危重症状。

4 如何判断自己属于哪种体质

1. 普通人如何判断气虚体质
气虚体质特征：虚弱无力。
（1）体倦乏力，是气虚体质最主要的表现。
（2）精神状态差、精力不充沛，容易打瞌睡等。
（3）容易感觉气短，说话无力。
（4）经常容易感冒。

（5）看舌头，舌质淡（偏白，红不足）。

（6）看脉象，脉象柔弱无力。

2. 普通人如何判断阴虚体质

阴虚体质特征：干燥、虚热、盗汗。

（1）干燥表现为容易口渴、咽干、眼睛干涩、皮肤干燥、大便干涩等。

（2）潮热或手脚心热。

（3）容易心烦多梦等。

（4）看舌头，舌头发红，苔薄黄或少苔。

（5）看脉象，脉象细数。

3. 普通人如何判断阳虚体质

阳虚体质特征：怕冷。

（1）身体怕冷，怕吹空调。

（2）四肢发冷，或手脚容易发凉。

（3）容易拉肚子，吃了冷的食物易腹泻。

（4）看舌头，舌质胖嫩，舌苔白滑。

（5）看脉象，脉象沉迟。

4. 普通人如何判断痰湿体质

痰湿体质特征：肥胖、痰多。

（1）肥胖、浑身倦怠沉重、双腿沉重乏力、不爱运动。

（2）痰多、口中黏腻、皮肤油脂较多、汗多黏腻、易长痘。

（3）贪睡、头脑昏沉、容易困倦、记忆力差、注意力下降。

（4）女性月经量少、月经延后甚至闭经。

（5）大便黏滞不爽，溏稀不成形，或者想拉又拉不出来。

（6）看舌头，舌质胖大，舌苔厚腻。

（7）看脉象，脉象滑数。

5. 普通人如何判断湿热体质

湿热体质特征：热与湿的表现都很明显。

（1）口苦口干、胁肋胀痛、腹部胀满，性格急躁易怒。

（2）食欲减退、恶心腹胀、便溏、肢体困重。

（3）额头和头发易出油，脸上总是脏脏的。

（4）面颊、胸口、脖颈、后背容易长痘。

（5）女性带下色黄量多，伴异味。

（6）大便黏滞不爽、小便色黄。

（7）看舌头，舌红，舌苔黄厚黏腻。

（8）看脉象，脉象滑数。

6. 普通人如何判断血瘀体质

血瘀体质特征：面色发暗。

（1）面色或口唇偏暗、容易出现暗沉斑点和痘印。

（2）皮肤粗糙，经常在不知不觉中出现青紫瘀斑。

（3）痛经，月经血块多。

（4）反复出现黑眼圈，容易忘事。

（5）看舌头，舌暗或者表面有瘀斑，舌底静脉增粗。

（6）看脉象，脉细涩。

7. 普通人如何判断气郁体质

气郁体质特征：胀、郁闷。

（1）经常感觉闷闷不乐、情绪低沉、多愁善感。

（2）经前乳房胀痛，胸胁胀痛，喜欢长叹气。

（3）常感到咽喉部有异物，卡在那里，吐不出，咽不下去。

（4）睡眠质量差，胃胀、嗳气、反酸，放屁比较多。

（5）看舌头，舌偏暗或者偏红，舌苔薄白。

（6）看脉象，脉象弦细。

8. 普通人如何判断特禀体质

特禀体质特征：容易过敏。

（1）过敏性鼻炎：打喷嚏、鼻塞、流鼻涕。

（2）皮肤容易出现风团或抓痕。

（3）过敏性哮喘。

（4）易对药物、食物、气味、花粉等过敏，有在特定季节过敏的现象。

（5）看舌头，舌暗或者红，舌苔薄白。

（6）看脉象，脉象或弦或细。

5 气虚体质这样做！简单几步调养好

气虚体质，与人们平时形容的"马力小"非常接近。街上随处可见的汽车，有马力大和小之分，马力大的车不但性能好，速度快，载重也大；马力小的车动力就不足，车速、载重等各方面都要稍微差点。如果将平和体质的人比作是大马力的"汽车"，那么，气虚体质的人就是小马力的"三轮车"。

1. 气虚体质的人的生命短板：脾胃和肺

脾胃为气血生化之源，俗话说，"脾胃壮则气足"，所以气虚体质的人一定要注意健脾补气。五脏之中肺主气、司呼吸，是身体内外气体交换的通道。也可以说人体的气是否充足，与肺脏功能的强弱关系密切。如果肺气虚弱，肺脏就会"怠工"，那么气虚体质就很难转变。

所以，气虚体质的女性要注重健脾补气、养肺益气。

2. 改善气虚体质的居家养生方法

（1）**健脾补气，以艾灸、按摩为主**：气虚之人最适合温补益气，因此艾灸和按摩是首选方法。推荐大家选择一些可强壮、滋补效果极佳的穴位，比如足三里、涌泉、三阴交等。

（2）**多吃补气的食物**：如山药、小米、白扁豆、黄豆、鸡肉、大枣、莲子、板栗等，至于是煮着吃、炒着吃还是蒸着吃，可以按照自己的习惯来。

（3）**久卧伤气，温和的运动可健脾利肺**：气虚体质的女性除了可采取食物进补的方法外，还需要适当进行缓和的运动。中医上有"脾主四肢"的说法，通过四肢肌肉的运动，既能促进血液循环，又可消耗热量，从而健脾补气。

运动时要注意调息并保持动作协调统一，如心平气和地散步、呼吸深长地静坐、打太极拳等，女性可首选瑜伽。运动适度，舒适自然，循序渐进，持之以恒。

（4）**慎用拔罐**：因为拔罐后毛孔张大，正气也随之外泄。

6 阴虚体质的人"会变丑"，该如何调养

阴虚体质，形象地讲又称"灯笼体质"。为什么说阴虚的人是"灯笼体质"？灯笼里有个小火苗，如果火苗不在正中间，它靠近哪个部位，哪个部位就烧得慌，导致今天口腔溃疡、明天牙痛……这个火很小，不至于烧焦，但也会引起诸多不适。

阴虚体质的人本来身体内的阴液（包括精液、津液）就少，此时阳气就会偏旺，于是热、燥、火都会找上门来。如果平素多食辛辣、性情急躁、熬夜、盗汗、久病失血、房事过度等，都有可能过度消耗身体里的阴液，使阴虚更甚。

1. 阴虚体质的人的生命短板：肾和心

中医学有"肾藏精"的理论，身体化生阴液的能力大小是由肾决定的，肾是根。一旦肾阴不足，濡养身体的阴液匮乏，身体内会出现一派燥热之象。肾阴不足，肾水不能制约心火，心火上炎，就会出现心烦口渴、失眠多梦、口舌生疮、小便短赤等症状。

2. 改善阴虚体质的居家养生方法

（1）作息规律，早睡早起，尤其注意晚上 11 点前尽早入睡，这个时候是女性养阴的最好时机。避免熬夜耗费大量精血。

（2）宜多吃滋阴润燥的食物，如雪梨、西瓜、莲子、百合、北沙参、银耳等。龟苓膏是阴虚体质的补品，既滋养阴液，又预防虚火上炎。

（3）戒烟酒，少喝咖啡。

（4）选择适当、温和的运动，如慢跑、打太极拳、瑜伽、游泳等。运动以微微出汗为宜，避免大汗淋漓而耗损阴液，加

重阴虚。

（5）可取肾经、心经、肺经、肝经和膀胱经作为按摩的重点以滋阴；穴位可以选择太溪、复溜、涌泉、然谷等。

太溪的取穴方法：太溪为足少阴经原穴，其位于足内侧，内踝后方与跟骨筋腱之间的凹陷处。

复溜的取穴方法：位于人的小腿内侧，足踝内侧中央上二指宽处，胫骨与跟腱间。

涌泉的取穴方法：位于足底部，蜷足时足前部凹陷处，约当足底第2、3趾趾缝纹头端与足跟连线的前1/3与后2/3交点处。

然谷的取穴方法：位于内踝前下方，足舟骨粗隆下方凹陷中。

7 夏天穿棉袄，教您几招，轻松恢复健康

阳虚体质，形象地讲又可称为"冰箱体质"，因其身体的小环境就像一个冰箱，什么东西放进去都会变冷。一旦吃点生冷的食物，体内会更加寒凉；感受到病邪，表现出来的也是一派寒象，这就是阳虚体质的典型特征。

1. 阳虚体质的人的生命短板：脾肾不足

肾是阳气的发源地和储存的大本营，是健康、长寿的根基。肾阳决定人体"火种"的质量和"火源"的数量，所以肾为先天之根。大多数阳虚体质人的特征，都是由于肾阳不足造

成的。

脾胃是补给阳气的工厂，脾为后天之本，因为能量是不断消耗的，需要不断补充，先天不足后天补，俗话说"人是铁饭是钢，一顿不吃饿得慌。"肾气再足的人，不吃饭也会没有能量。补充能量靠脾胃，吃饱饭人就会有劲儿，因此一般能吃的人，力气大、精神足、阳气旺盛。

阳气虚的人多因脾胃不好，胃气虚、食欲减退；脾气虚，吃进去的食物不能正常运化，不能转化成能量，故易致阳气不足；脾胃虚，既不能吃，又不能运化，阳气就越发亏虚了。补充阳气就要健脾和胃，脾气能升，才能将饮食化生的精微物质输送到全身，即升清；胃气以降为顺，吃进的食物能下行，浊气、浊水等代谢废物能排出体外，即降浊；当脾胃和谐，升清降浊功能协调，则会源源不断地产生能量，以供机体运转，能很好地改善阳虚体质。

2. 改善阳虚体质的居家养生方法

阳虚体质的人应以温阳益气、驱散寒邪为原则进行调理。

（1）多吃驱寒的食物：胡椒、茴香、丁香、生姜、桂圆等。

（2）多吃补阳气的食物：牛肉、羊肉、核桃、韭菜、韭菜籽、肉桂和干姜等。

（3）艾灸神阙（肚脐）、肾俞、命门，每天1次，每次20分钟，补阳驱寒效果不错。

神阙的取穴方法：位于脐中部。

肾俞的取穴方法：位于第2腰椎棘突下，旁开1.5寸。

命门的取穴方法：位于第二、三腰椎棘突间。

8 痰湿肥胖不爱动，学会这几招，教你轻松减虚胖

痰湿体质，又可称为"肥腻体质"，比如形体肥胖，腹部肥满松软，头面油腻；蹲厕时间长，大便不清爽，甚至会粘马桶；出汗很黏，痰多，时有胸闷；早晨起床后头脑不清醒、身重如裹，平时易疲倦，一副没睡醒的样子；喜欢吃肥甘、油腻、辛辣刺激的食物；舌苔白腻，脉滑等。

1. 痰湿体质的人的生命短板：脾和肺

中医认为，"诸湿肿满皆属于脾"和"肺为储痰之器"。

第一句话的意思是，涉及湿、满、肿的问题，跟脾有关，因为脾主运化，负责运化食物和水液，输送精微物质，如果脾运化功能出现问题，运化不掉的精微物质和水液停留在体内就会形成湿，时间一长就形成痰湿了。

第二句话的意思是，肺是痰湿潴留的器官，肺的宣发功能出现问题，津液得不到布散，聚集在肺部形成痰湿。因此，多数痰湿体质的人总是会有吐不完的痰。但归根结底还是要加强肺的宣发功能，健脾和胃，恢复脾的运化功能，才可以解决问题。

2. 改善痰湿体质的居家养生方法

（1）饭不可吃太饱、吃太快，不可多吃水果： 应忌食辛辣刺激、肥甘厚腻的食物，如大鱼大肉、糯米制品、甜品等；宜多吃祛湿化痰的食物，如陈皮、生姜、山药、荷叶、花椒、白萝卜、赤小豆、金橘、山楂、茯苓等。

（2）居住在通风、温暖的环境： 尽量不要在潮湿的地方久待、不要穿过紧的衣服；保持好的心情、多运动出汗；晚餐少

吃或不吃。

（3）适当考虑中医保健调理方法：铜砭刮痧、火龙罐、药浴、艾灸，或点按中脘、丰隆、足三里、三焦俞、脾俞，尤其是被称为祛痰大穴的丰隆。

推荐选用大名鼎鼎的温胆汤泡脚。

材料： 陈皮 15g、法半夏 15g、茯苓 25g、竹茹 15g、枳实 15g、大枣 30g、生姜 15g、水适量。

操作： 将以上材料放入锅中，加水适量，煮沸后改中火煎煮 20 分钟，倒出药液至盆中，加适量清水，将盆中的药液温度调至适度，泡脚 15～20 分钟。每天 1 次。

注意事项：泡脚时候水位尽量没过三阴交的部位，水不可以太热，全身微微出汗即可，泡脚时间一般在晚上 9—10 点比较适宜，15～20 分钟就差不多了，最长不超过 30 分钟。

9 令人惧怕的湿热体质，究竟怎样才能彻底改变

湿热体质，又可称为"苔藓体质"，就像苔藓喜欢在温暖潮湿的地方萌发，当身体有多余的湿和热时，各种皮肤病也随之而生，这便是湿热体质。

1. 湿热体质的人的生命短板：脾胃和肝胆

脾胃运化功能不足，人喝进去的水不能被身体吸收，于是

就成为湿气停留在身体里面。若再加上肝胆的疏泄功能不好，身体里的热邪无法顺畅地排泄，于是湿热体质就形成了。

湿热体质的人体内有湿和热，湿是由于脾胃的运化不足，热的根源在于肝胆的疏泄功能减弱了，肝胆的疏泄功能就像自然界的风，虽然自然界有雨有水，但是风能胜湿，一刮风，水气很快就散了，人会感觉很清爽；如果没有风，空气中的湿气不容易散掉，人就感觉又闷又热。

正常情况下，肝的疏泄功能可以助力脾的运化功能，散掉困扰脾的水湿之气。但肝胆疏泄功能失常后，不但帮不上忙，气机还会郁结生热，进而影响脾胃功能，又促进生湿。肝郁之热，加上脾虚之湿，于是体内就滋生了湿热熏蒸的环境。

2. 改善湿热体质的居家养生方法

（1）宜食用甘寒或苦寒的清热利湿食物

1）动物性食物：如泥鳅、田螺、鲤鱼、鸭肉等。

2）谷物及豆类食物：如绿豆（芽）、绿豆糕、赤小豆等。

3）果蔬类食物：如马齿苋、芹菜、黄瓜、苦瓜、西瓜、冬瓜、丝瓜、莲藕、荸荠、梨、薏苡仁、莲子、茯苓、蚕豆、葫芦、白菜、卷心菜、空心菜等。

4）茶饮：绿茶、花茶、大麦茶等。

（2）适宜较大强度、大运动量的锻炼：如中长跑、游泳、爬山、各种球类、武术等。夏天由于气温高、湿度大，最好选择在清晨或傍晚较凉爽时锻炼。也可做八段锦，每日1遍，在完成整套动作后将"双手托天理三焦"和"调理脾胃须单举"加做1～3遍。

（3）穴位按摩：湿热体质可选用支沟、阴陵泉。采用指揉的方法，每个穴位按揉5～8分钟，每天操作1～2次。

支沟的取穴方法：前臂背侧腕背横纹上3寸。支沟是三焦经的经穴，具有清热理气、降逆通便的功效。

阴陵泉的取穴方法：位于人的小腿内侧，膝下胫骨内侧凹陷中。阴陵泉是足太阴脾经的合穴，能够健脾益气、渗水利湿。

两穴合用具有清热利湿的作用，使湿热从大小便出。

10 血瘀生百病，该如何清除体内瘀血

血瘀体质，又可称为"堵塞管道体质"。人的血脉犹如河流，在正常情况下，血脉是畅通的，当气候寒冷或情志不调时，血液之"河"容易出现淤积，在淤塞的部位会出现发暗、发青、疼痛、瘙痒或肿块。全身的组织器官都要靠血液来滋养，血盛则形体盛，血衰则形体衰。如果血行不畅的问题长期得不到调理，有可能淤阻脑窍，导致健忘、记忆力下降。更为严重的是，有可能导致脂肪肝、失眠、脑血栓、冠心病等。

1. 血瘀体质的人的生命短板：气血和寒湿

气为血之帅，气虚无力推动血液运行，逐渐形成血瘀；还有气郁阻滞，血行不畅，也会形成血瘀，常见于女性，导致月经过多、痛经、经前期综合征等。

寒则凝，凝则滞，滞则不通，如天气寒冷会结冰。身体如果感受寒邪太重，容易凝滞气血，导致血瘀。有些女性就是因为腰腹寒凉，导致经血淤堵，从而出现痛经、闭经，甚至酿生肌瘤、囊肿、肿瘤等。

痰湿重的人，体内无法代谢的液体多了，堆积在细胞、组

织、脏器和血管中，容易把同样是液体的血堵住，因此，痰湿多了也容易造成血瘀。

2. 改善血瘀体质的居家养生方法

（1）宜食用活血化瘀的食物： 适合血瘀体质者的食物有谷物类，如大米、玉米、粳米；肉类，如牛肉、猪肉、鸡肉等；蔬菜类，如荠菜、香菜、胡萝卜、佛手瓜、生姜、洋葱、大蒜、黑木耳、茄子、藕等；水果类，如山楂、龙眼、橘子等。

在这些食物中，山楂可以说是首选。山楂不但可以行气散瘀，还有消食健胃的作用。但要注意，山楂因富含大量的有机酸，不可空腹食用；另外还有一味药物是三七，三七有活血、化瘀、止血、镇痛的功效，对改善血瘀体质有非常明显的效果，可以直接吞服或者放入牛奶中一起喝，但注意每天用量不宜超过 3g。

（2）注重调整情绪： 血瘀体质的人多有气血郁结症状，注意及时消除不良情绪，多参加社交活动，学会主动与人沟通，保持乐观心态。精神愉悦能促进经络气血顺畅运行，有助于血瘀体质的改变。长期苦闷、忧郁，会加重血瘀。

（3）经络疗法： 人体中有很多穴位都有活血化瘀的功效，比如神阙、太冲等。神阙是强壮保健穴，位于肚脐正中间，是人体最隐秘、最关键的穴位。血瘀体质的人可以经常按揉这个穴位，有助于恢复心肺功能。每晚睡前将双手搓热，叠放于肚脐，顺时针揉转，每次揉 10 分钟即可。

太冲：又称消气穴，是肝经的原穴。位置在足背第一和第二足趾间的凹陷处，生气后按这个穴位能消气，可缓解因生气引起的一些疾病。血瘀体质偏气滞的人，可以经常按揉这个穴位。每天按摩 2 次，每次按摩 15 分钟。

11 小心眼，爱计较，这是气郁体质惹的祸

气郁体质，又可称为"气球体质"，有的人很容易生气，两边胁肋也容易疼痛，或者老是闷闷不乐，敏感多疑，有的人甚至整夜心烦，睡不好觉，总觉得哪哪都不舒服，去医院检查，又没有什么问题，这在中医上讲就是由气郁导致的问题；郁郁寡欢的林黛玉就是气郁体质的典型人物，气郁体质的人总是多愁善感、心事重重、唉声叹气，经常两肋胀痛、走窜不定，同时伴有胸闷、叹气等症状，且容易受情绪的诱发而加重。

1. 气郁体质的人的生命短板：肝气郁结

气郁体质，原因是长期的情志不畅导致肝气郁滞。中医理论认为，肝主情志，这里说的"肝"不是西医的肝脏，而是中医的肝气。情志顺畅，肝气才能通畅，就不会郁闷，在变化迅速、物质丰富的现代社会，人们想要追逐的东西太多，又不能每一样都顺心意，情志自然就不顺畅，气机就容易不通畅，容易出现肝气郁滞。

2. 改善气郁体质的居家养生方法

（1）饮食调养当以理气、行气、疏肝、通窍为主： 在饮食上多吃一些具有疏肝行气、理气解郁功效的食物，比如柑橘、橙子、佛手、山楂、玫瑰、绿萼梅、海带、黄花菜、刀豆、萝卜、洋葱、荞麦等；忌食辛辣、咖啡、浓茶等刺激品；不宜食用收敛酸涩之物，如乌梅、石榴、李子等；也不可多食冰凉食品，如雪糕、冷饮，以防涩滞气机，加重气郁。

（2）注重精神调养和起居养生： 气郁体质人群因情志所

伤，性格忧郁脆弱、敏感多疑，应重视对精神、心理的调养。根据中医"喜胜忧"的理论，应培养乐观情绪，适度宣泄、转移、消散不良的情绪，让心中充满喜乐。要以积极的心态去面对生活，主动寻求生活乐趣，平时可以多参加社会文娱活动，多与家人朋友聊天，常看喜剧、相声等文艺节目，以及富有鼓励、激励意义的影视作品，多听轻松、愉快的音乐，在名利上不计较得失，知足常乐，塑造开朗、豁达的性格。

（3）运动和穴位保健可立功：气机的调畅与否和肝密切关联，因此平时可以多推肝经，每天用手掌沿着大腿内侧从大腿根部推到膝盖附近，对舒畅肝气很有好处。也可以将双手搓热后，以掌面反复摩擦两侧胁肋部，以微微发热为度，也可起到疏肝理气的作用。经常按摩膻中、气海、阳陵泉、期门、太冲、行间等具有理气解郁功效的穴位，每次点揉 3～5 分钟，均可改善气郁体质。

膻中取穴方法：位于前正中线，平第 4 肋间，两乳头连线的中点。

气海取穴方法：位于下腹部，前正中线上，当脐下 1.5 寸。

阳陵泉取穴方法：位于小腿外侧，当腓骨头前下方凹陷处。

期门取穴方法：位于胸部，乳头直下，第 6 肋间隙，前正中线旁开 4 寸。

太冲取穴方法：位于足背，第 1 与第 2 跖骨间，跖骨接合部前方凹陷中，可触及动脉波动。

行间取穴方法：位于足背，第 1、2 趾间，趾蹼缘的后方赤白肉际处。

12 又到过敏季节，特禀体质该备好这套抗敏秘籍

特禀体质属于人们常说的过敏体质，春季花粉过敏，咳喘不停；夏季紫外线过敏，皮肤起小疙瘩、疹子；进入秋季又易患过敏性鼻炎，常常鼻塞、流鼻涕；冬季一受寒，身上就会出现风疹，瘙痒不适……在日常生活中最容易出现过敏。

1. 特禀体质的人的生命短板：卫气虚

特禀体质的人之所以容易过敏，出现打喷嚏、流清涕，就是因为卫气虚，不能抵御外邪的侵袭。中医认为，卫气来源于先天，受"肾为先天之本"的影响，依赖肺气的宣发输布全身，从而增强人体的抗病能力。所以特禀体质的人养生时就应以健脾、宣肺、补肾气为主，以增强卫外功能。

2. 改善特禀体质的居家养生方法

（1）饮食调养宜清淡，戒发物： 特禀体质的人在饮食上应保持清淡，少食荞麦、蚕豆、白扁豆、牛肉、鹅肉、鲤鱼、虾、蟹、茄子、酒、辣椒、浓茶、咖啡等辛辣、腥膻发物及含致敏物质的食物。

（2）注重起居环境卫生： 起居上，特禀体质的人要保持室内清洁，被褥、床单要经常洗晒。刚刚装修好的房子不要立即搬进去住，有害的化学物质会损害人体的免疫力。春季可减少室外活动时间，防止花粉过敏，夏天也不要暴晒，避免紫外线的照射。

（3）运动和穴位保健可立功： 特禀体质的人适宜多进行户外运动，增加肺活量，改善体质，是减轻过敏反应的有效方法

之一。

特禀体质的人也可以选取神阙、曲池两穴位进行温和灸。

神阙位于腹中部，脐中央。

曲池位于肘横纹外侧端，屈肘，当尺泽与肱骨外上髁连线的中点。

如何操作呢？点燃艾条或借助温灸盒，对穴位进行温和灸，每次10分钟。要注意的是，艾条点燃后，要与皮肤保持2~3厘米的距离，不要烫伤皮肤。每周操作1次。

还可以采用单纯的按摩方法——曲池指揉法，用拇指或中指指腹按压穴位，做轻柔缓和的环旋运动，以穴位酸胀为度，按揉2~3分钟，每天操作1~2次。

13 平和体质人人羡慕，想成为这种体质，不妨这么做

平和体质的人形体匀称，面色红润，皮肤润泽，头发稠密有光泽，目光有神，鼻色明润，嗅觉灵敏，唇色红润，不易疲劳，耐受寒热，饮食佳，睡眠良好，二便正常，舌色淡红，苔薄白，脉和缓有力，平素患病较少。性格随和开朗，精力充沛，对自然和社会的适应能力较强。生病少，即使生病康复亦快。想要成为平和体质，不妨这么做。

1. 膳食平衡，五味调和

饮食调养的第一原则是膳食平衡、食物多样化。在膳食平

衡的基础上，根据四季春温、夏热、秋凉、冬寒的气候特点，遵循四时调补法则，春宜升补，夏宜清补，长夏宜淡补，秋宜平补，冬宜温补；力求五味调和，不偏食，便可保持阴阳平衡、气血充盛、脏腑功能协调。

2. 精神平和，心胸豁达

平和体质的人积极乐观、精力充沛，这得益于脏腑气血充足与阴阳调和。学会遇怒不怒、遇悲不悲、遇恐不恐、遇惊不惊、不枉忧思。

3. 生活规律，顺应自然

养生应根据四季的阴阳变化而调整，春夏养阳，春天宜晚睡早起，夏天宜晚睡早起，因夏天昼长夜短，故要适当午睡；秋冬养阴，秋天宜早睡早起，冬天宜早睡晚起。

只有睡卧顺应四时，人的作息与自然界的四季、昼夜等规律相符，才有利于机体健康。

4. 运动锻炼，持之以恒

建议多进行有氧运动，健步走、慢跑、滑冰、游泳、骑自行车、打太极拳、练八段锦、练五禽戏、跳健身操、做韵律操等；每次锻炼的时间不少于 1 小时，每周坚持 3～5 次，可改善心肺功能，调节心理和精神状态。

笔记页

第二章

养生关键
——拥有优质睡眠

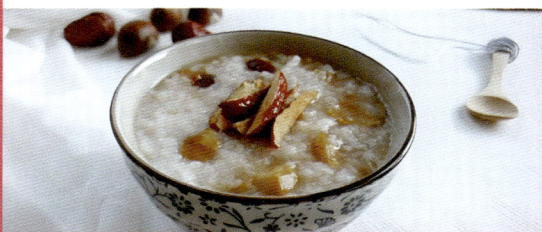

1 人为何会睡不着

经常听到很多人说，明明自己很困，但上床后却睡不着，这是为什么呢？

这是因为人的大脑里有稳定身体内部功能的调节系统和昼夜节律系统，正是这两大系统的相互作用让人产生睡意。在这两大系统中起重要作用的是两种化学物质——腺苷和褪黑素。

一般来说，大脑中积聚的腺苷越多，人就越觉得困倦。白天人们长时间处于清醒状态，大脑中积聚的腺苷逐渐增多，困倦程度逐渐增加，深夜时困倦程度达到最高水平，加上褪黑素释放增多，促使人们进入睡眠。若白天睡眠时间较长，腺苷被一定程度清除，那么到了晚上没有积累足够多的腺苷，就会毫无睡意；如果睡前又使用手机等电子产品，屏幕的蓝光会抑制大脑分泌褪黑素，就可能导致失眠（图2-1）。

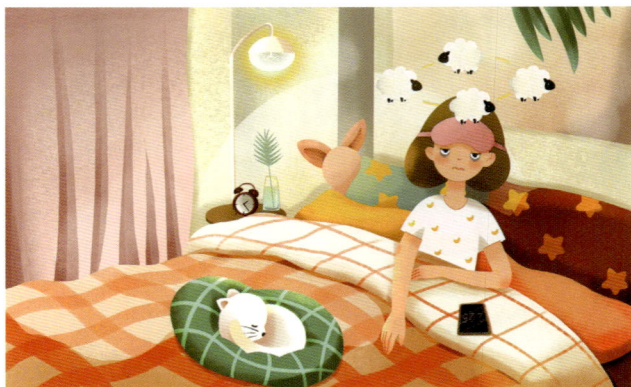

图 2-1 失眠

2 睡眠在于质量，如何做到有质有量

不知大家发现没，同样睡 8 小时，为什么有的人睡醒后神采奕奕，有的人睡醒后却萎靡不振？问题可能出在了深度睡眠上！

1. 什么是深度睡眠

一个完整的睡眠周期一般为 90 分钟，可分为四个阶段——浅睡眠、轻睡眠、深度睡眠及快速眼动睡眠。

一般来说，青年人深度睡眠时间占整个睡眠时长的 20%～25%，假设每晚睡够 8 小时，会经历 4～5 次深度睡眠，深度睡眠时间约为 2 小时。由此可推，年龄越小，睡眠时间越多，深度睡眠时间更长；年龄越大，睡眠时间越少，深度睡眠时间则更短。若睡醒后感觉神清气爽、活力满满，则说明深度睡眠时间充足，若睡醒后感觉昏昏沉沉、无精打采，则说明深度睡眠时间不足。

2. 如何获得深度睡眠

要想在有限的睡眠时间里获得更多的深度睡眠，一定要试试下面几种方法。

（1）睡不着的时候，不要强迫自己入睡，自我要求太高本身也是焦虑的源头，越焦虑越睡不着！

（2）睡觉时避光，这里的光指一切人造光源，特别是电子屏幕。

（3）入睡时保持一定程度的内省而不是输入。内省指对自己当天／近段时间经历的回忆以及总结（注意不要过度联想，也不要陷入懊恼、焦躁的情绪），输入指的是获取消息、浏览社交媒体等——还是注意别玩手机、平板。

（4）睡前最好别吃太多东西。的确，饱腹感会促使人体分泌一定量的多巴胺，但在睡时让消化系统处于工作状态并不利于睡眠；避免摄入咖啡因和尼古丁；至于是否摄入酒精则有争议，一般认为微醺易睡，但对于睡眠障碍的患者来说，很多时候借酒入睡得不偿失。

（5）找到自己容易入睡的时间段。到点就睡，绝不拖延，让自己的昼夜节律平稳、规律。

（6）低分贝的轻音乐、冥想等，都会对入睡有帮助。

（7）不要轻易使用褪黑素。Cohen PA 等研究者们在 *JAMA* 上提出，不要将褪黑素用于治疗成人入睡困难和睡眠维持困难。

（8）最根本的一点，不要怀疑自己睡不着，不要胡思乱想——预设将会让自己彻夜难眠，这是另一种形式的自我心理暗示，其影响很难消除。

3 晚上睡得好，女人不显老

俗话说"男人靠吃，女人靠睡"。睡觉对于女人来说，是非常重要的，因为良好的睡眠可以给人带来好的精神状态和气色，而且良好的睡眠也可以延缓女性衰老！

1. 女性失眠有哪些危害

失眠的女性朋友们会切身感受到，失眠后的第二天通常会精力欠佳，突然心跳加速，甚至还会注意力不集中、记忆力下降，影响正常的工作和生活。此外，失眠也会导致烦躁、焦虑等情绪问题，中华医学会神经病学分会在《中国成人失眠伴抑郁焦虑诊治专家共识》中指出，70% 的抑郁症患者会有失眠症状，而失眠也是导致多种精神障碍性疾病发生的因素之一。

2. 帮助女性宁神安眠的几个小妙招

下面几种方法可以帮助女性宁神安眠。

（1）食疗调护：甘麦大枣粥（图 2-2）

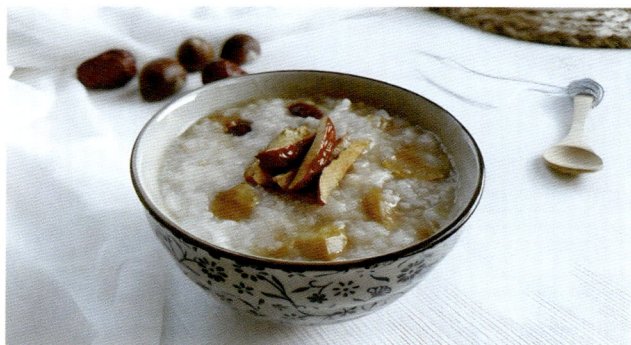

图 2-2　甘麦大枣粥

材料： 合欢皮 10g，大枣 3 枚，炙甘草 5g，浮小麦 30g，粳米 50g，水适量。

做法： 将合欢皮、炙甘草洗净放入锅中，加清水 3 碗，煎煮 30 分钟，去渣留汁，加入大枣、浮小麦、粳米，再加水 5 碗，同煮为粥，随三餐食用。

功效： 合欢皮善解肝郁，为宁心安神的要药，能使五脏安和、心志欢悦；炙甘草能缓急养心，补脾和胃；浮小麦可以养心、除烦、安神。共奏宁心安神、解郁除烦之效。

（2）食疗调护：百合拌蜂蜜（图 2-3）

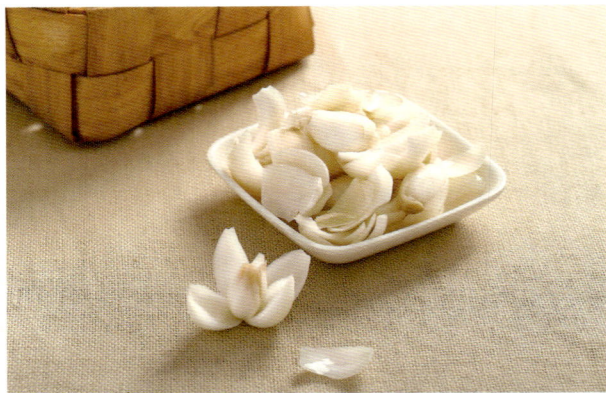

图 2-3　百合拌蜂蜜

材料： 生百合 30g，蜂蜜适量，水适量。

做法： 将百合洗净蒸熟，拌上蜂蜜，睡眠质量不好的女性，可在晚上 8 ～ 9 时食用（血糖高的女性不适宜吃蜂蜜，可加适量精盐，调味服食）。

功效： 百合为一种清补食品，具有清心除烦、养阴安神之功；蒸煮后拌上蜂蜜嚼食，味美甜润，对减轻或改善失眠、烦躁等症状大有裨益。

（3）穴位按摩：神门

取穴方法： 手掌朝上，神门在手腕横纹处，从小指延伸下来，到手掌末端的凹陷处。

按摩方法： 按摩神门至有酸胀感。每晚睡前反复按压 50 下。

功效： 神门指的是神出入的门户，是心经的原穴。失眠的主要病位在心，心掌管人的精神意志。为什么要取名神门呢？中医讲"心主神明"，养心可以多按摩神门。

4 睡眠要顺应四季变化

人一生中有 1/3 的时间都在睡眠中度过。睡眠对于人体有非常重要的作用。好的睡眠使人精神饱满、体力充足，所以，睡眠要顺应四时，起居有常，这才是养生之道。

1. 春季睡眠养生

（1）"夜卧早起"，调整睡眠节律：即应晚睡（晚上 11 时前入睡）早起，适当缩短睡眠时长。

（2）"广步于庭"，运动以助眠：建议在空气好的公园或者郊外，以大步走或者慢跑的形式进行运动，且运动时宜穿着宽松，以利于人体阳气升发。

（3）"赏而勿罚"，舒畅情志：应多鼓励和赞美周围的人，营造良好的人际交往氛围，避免情绪不佳，从而影响睡眠。

2. 夏季睡眠养生

（1）"夜卧早起"，调整睡眠节律：夏季入睡时间应较春季更晚一些，但不宜晚于晚上 11 时，起床时间则应更早一些，以顺应自然界昼长夜短、阳气旺盛的特点。

（2）"使气得泄"，适当汗出：要尽量避免长时间待在空调房内，以防汗孔闭塞，内热无从外出，应适当出汗，使阳气通利，从而有助于睡眠。

（3）"使华英成秀"，保持精神饱满：白天精神饱满，避免精神萎靡或者动辄发怒，以保证阳气平稳运行，这样夜间睡眠才能安稳。

3. 秋季睡眠养生

（1）**"早卧早起"，调整睡眠节律：**秋季应早些入睡，早些起床，睡眠时间要明显长于夏季。晚上9－10时入睡，早上5－6时起床，是比较合理的安排。

（2）**"收敛神气"，安神定志：**秋季当"收敛神气""无外其志"，应避免思绪过度活跃，以确保神志的安宁，神安则睡眠亦安。

4. 冬季睡眠养生

（1）**"早卧晚起"，调整睡眠节律：**冬季的睡眠时长是四季中最长的，人们应适当早睡，太阳出来时再起床，以顺应阳气的潜藏之性，避免过度扰动阳气。

（2）**"祛寒就温"，保护阳气：**冬季天气寒冷，为避免风寒侵袭而损伤阳气，不要轻易裸露皮肤或穿着过于单薄。

（3）**"使志若伏若匿"，避免扰神：**讲究"先睡心，后睡眼"，神安则睡眠安。

5 "春眠不觉晓"，预防春困全攻略

大家知道为什么会春困吗？是因为春天气温适宜，皮肤和毛细血管处于舒张状态，体表血液供应量增加，流入大脑的血液就相应减少，于是出现昏昏欲睡的现象。

1. 缓解春困不能靠睡

想缓解春困，仅靠多睡是不行的，锻炼可以大大加快大脑处理信息的速度，有效预防春困。春天最好多在阳光充足、绿化好的地方活动，多做深呼吸，给大脑提供新鲜、充足的氧气，使人心情舒畅、精神振奋，可消除困倦感。

2. 缓解春困小妙招

（1）穴位按摩：内关、神门、三阴交（图2-4）

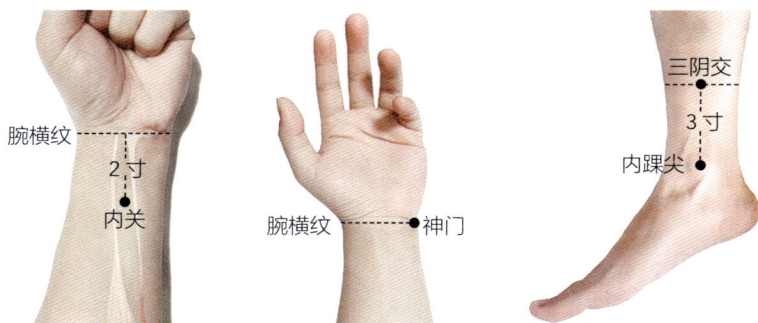

图2-4　内关、神门、三阴交

建议每天早晚坚持进行头部按摩，能够消除大脑困倦感。方法如下：双手十指指端由前向后、由中间向两侧用力按摩10次；再短距离往返搔抓3次；最后轻缓按摩5次。内关、神门、三阴交三个穴位，每天按揉5～10分钟，有助于安神定志、调整睡眠。

（2）刮痧：风府、大椎、风池、肩井

刮头部：以头顶的百会为中心，向四周刮拭，刮到头皮有温热的感觉即可。如果觉得某个地方比较痛，可以在这个部位反复刮拭几下，直至疼痛感消失或减轻。

刮颈肩： 沿着头后的风府，颈部的大椎刮下来，再沿左右两侧的风池到肩膀的肩井，构成弧线刮下来。每侧刮拭 15～20 分钟。

（3）食疗调护：山药玉米龙骨汤（图 2-5）

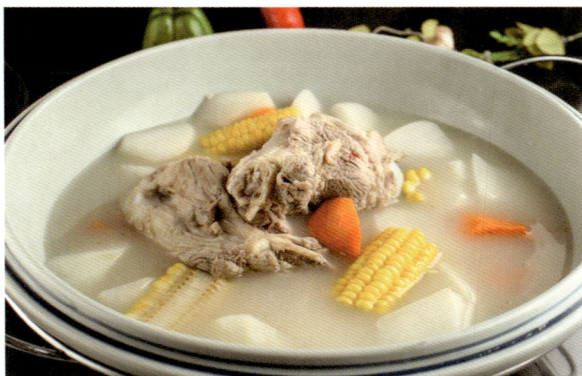

图 2-5　山药玉米龙骨汤

材料： 鲜山药 180g（或干山药 30～50g），玉米 30g，（猪）龙骨 200g，大枣 5 颗，胡萝卜 1 个，生姜 3 片，盐适量，水适量。

做法： 将食材洗净放入锅中，加清水 3 碗，煎煮 30 分钟，后加入大枣、生姜，再煮 15 分钟便可食用。

功效： 山药有益肾气、健脾化痰、补中益气、祛冷风、镇心神、润皮毛、长骨髓等功效；玉米属于粗粮，有益肺宁心、健脾开胃、润肠通便、抗癌、降低胆固醇、防止动脉粥样硬化、健脑、促进新陈代谢、利尿等作用；（猪）龙骨有补肾养血、滋阴润燥之功效，熬汤可以补充津液、养阴生津。

6 酷暑当令，夏季好眠更养生

夏天日照时间变长，天气逐渐炎热，人体阳气也趋于升发的状态，一方面容易出现心烦气躁的情绪问题，另一方面当夜晚人体阳气仍偏于亢奋，而潜降不足时就很容易出现失眠、早醒、多梦的睡眠问题。

1. 夏日睡眠时应避凉风

夏季人体皮肤汗孔开泄，特别是入睡之后，机体抵抗力较弱，极易遭受风邪的侵袭，儿童、体虚多病者尤易受风。感受风邪后，可出现热伤风、腹痛、腹泻等问题，还会为秋天发病埋下病根。此时虽未发病，却呈"潜病"状态潜伏下来，削弱了体质，欠下了"夏债"，而待"秋后算账"。因此气温再高，取凉也应有限度。一般来说，室内外温差在5℃左右为宜，空调宜调至26℃左右。

2. 如何在酷暑时节睡得更好

（1）穴位按摩：失眠 [穴]（图2-6）

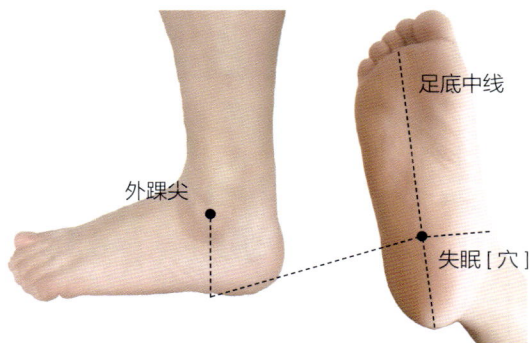

足底中线

外踝尖

失眠 [穴]

图2-6 失眠 [穴]

失眠［穴］位于足后跟中央，从外踝尖做一垂线与足底中线相交处，建议每天手握空拳叩击约 60 次，一侧叩完，叩另一侧，有助于静心安神、入眠。

（2）中药沐足

组成： 丹参 20g，酸枣仁 20g，牛膝 15g，夜交藤 15g，合欢皮 15g。

用法： 上述诸药加入 500mL 水大火煮开后转小火煮 30 分钟，把药汁倒入足浴桶内，再掺入适量温水，使水温控制在 40℃左右，沐足时液面要超过双侧小腿的三阴交。建议晚上睡觉前 1.5 小时开始沐足，浸泡 20 ～ 30 分钟。沐足时配合按摩以上穴位效果更佳。

（3）食疗调护：百合莲子绿豆粥（图 2-7）

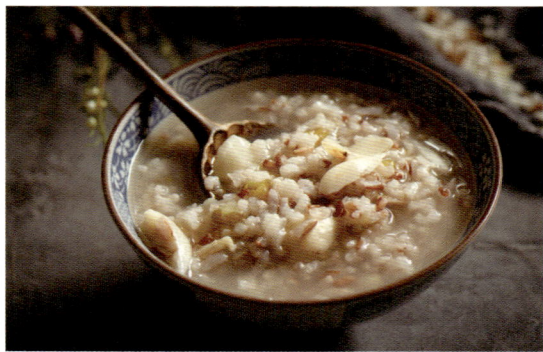

图 2-7　百合莲子绿豆粥

材料： 鲜百合 2 个，莲子 30g，绿豆 200g，水适量。

做法： 莲子去芯，鲜百合洗净剥瓣。绿豆淘洗干净后与莲子一起放入煲内，加水适量，大火煮沸后，小火慢煲半小时，加入鲜百合，熬成软粥即可。

功效： 清心降火、除烦安神。尤其适合失眠伴有心烦气躁、手足心发热、潮热盗汗或伴有胃口欠佳、便溏的朋友。

7 秋乏打盹没精神，睡眠有讲究

有句玩笑话"春困秋乏夏打盹，睡不醒的冬三月"，好像一年四季都睡不够。但玩笑的背后，是现代社会确实有无数的人一年四季都存在睡眠问题，不是睡不好，就是睡不着……正值秋乏来袭，就教您怎么应对秋乏，拥有良好睡眠！

1. 人为什么会秋乏失眠

秋季主燥，燥热耗气伤阴，容易出现气虚，导致疲乏无力、神疲懒言，进而阴阳失衡，导致失眠。

2. 秋乏时节，如何安然入睡

（1）早盐水，晚蜜汤：秋燥伤人，多喝水是除秋燥、解秋乏的良方，最佳方法是"早盐水，晚蜜汤"。早上喝点儿淡盐水，可以引火归原、降火利咽；晚上喝点儿蜜糖水，可以润燥养阴、滋养肺阴。但应注意，血糖高的人群就不宜晚上喝蜜糖水了。

（2）慎贴秋膘，少吃辛辣食物：秋乏除疲倦感明显外，有时还会让人食欲减退。很多人认为辛辣食物，如辣椒、花椒、姜、葱、蒜等能振食欲、解秋乏。但上述食材辛辣温燥，多吃伤阴，反而容易加重秋燥对人体的伤害。也有人认为，贴秋膘、增营养可解秋乏。但秋膘为肥甘厚腻之物，食之容易碍脾滞胃，一来不易消化，二来进食后容易在体内产生使人困倦的酸性物质，加重肢体肌肉的疲劳感，故也不宜多吃。

8 冬令寒侵易失眠，学会这几招

冬季正是睡觉的好时节，外面寒风夹着雨雪，在家烧上一壶热茶，拿上一本书，整个人往暖乎乎、软绵绵的被窝里一躺，别提有多惬意了。但即使是在这样舒服、温暖的环境里，却总有人辗转反侧、难以入眠，确实，人类的悲欢并不相同，可失眠的痛楚感却是相通的！改善冬季失眠可以参考如下建议。

1. 多吃一些滋阴安神的食材或中药材

失眠患者可多吃滋阴安神的食材，如山药、荸荠、萝卜、冬菇、龙眼肉、黄精、枸杞子、麦冬、茯苓、莲子、灵芝等，能起到很好的安神效果。

不过，对于失眠症状明显的朋友，建议借助一些镇静、安神、助眠的中药材来改善失眠问题，如酸枣仁、柏子仁、牡蛎等。

2. 不妄动肝火

冬季要藏阳，千万不要经常生气或发脾气，中医讲"气有余便是火"，气郁化火，阳气会外泄，不能入阴，身体阴阳失调，失眠会加重。

教大家一个迅速缓解生气的小妙招。想要发火的时候，可以轻握拳头，用手指抠掌心1～2分钟，手掌中心有一个穴位叫劳宫（图 2-8），按摩此穴能够清心热、泄肝火。每次想要生气的时候，按摩劳宫 2 分钟效果很好。

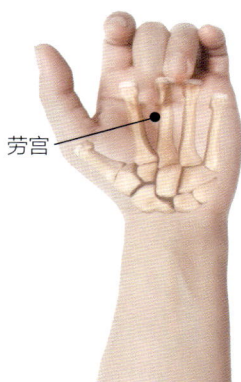

图 2-8　劳宫

9 小女孩，睡得够，才能长得高

　　说完四季对睡眠的影响，我们再来说说不同阶段女性睡眠的特点。其中众多家长最关注的便是幼龄女孩的睡眠问题，因为俗话"睡得好，长得高"，这话确实不假，要知道高达 75% 的生长激素是在孩子睡觉时分泌的，生长激素分泌得越多，就越容易长高个。

1. 睡得够，才能长得高

　　孩子的身高 70% 取决于父母基因，30% 取决于后天因素。

而这 30% 的后天因素中，睡眠排第一，这是因为人在睡眠中会分泌生长激素。研究数据显示，21:00 - 01:00 以及 5:00 - 7:00，生长激素分泌会达到最高峰。

2. 上述两个时间段对长高至关重要

最好在 20:30 前就让孩子上床睡觉，最迟不要晚于 21:30，并在 7:00 以后再叫孩子起床。

3. 孩子不想早睡，该怎么办

有家长要说，我也想要孩子早点睡，但是孩子就是睡不着。其实，不是孩子睡不着，而是未具备早睡的条件。

家长朋友可以分三步走，循序渐进地引导孩子早睡。

第一步，营造良好的睡眠环境——把房间的窗帘拉上，漆黑的空间会激发困意。

第二步，不管睡不睡，先躺到床上去——躺到床上后，引导孩子玩闭眼游戏；孩子说话、大笑都可以，但是必须闭上眼睛，这是睡着的基础。

第三步，播放睡眠音乐——心一静，又闭着眼，很快就会入睡。

当然，对于年龄比较小，仍需要父母陪睡的孩子，父母可以伴随音乐给孩子讲故事，声音轻柔缓和，助眠效果会更好。

4. 孩子是父母的一面镜子

每一个不喜欢早睡的孩子，背后必定都有不喜欢早睡的父母。

孩子是父母的一面镜子。

所以，想要孩子早睡早起，从家长做起！

10 青春期学习压力大，学会这几招，既能睡得好，也能学得棒

在学校里可能会有这样一类孩子，他们上课注意力不集中，无精打采，脾气暴躁甚至出现思维迟钝、记忆困难等现象，人们趣称其为"特困生"，这类孩子多数都有晚睡的习惯。那么，该如何帮助这些"特困生"早点睡觉呢？不妨试试以下几点建议。

1. 睡前散步

想要孩子拥有良好的睡眠质量，就要在睡眠前到外面散散步，适当地做一些运动，让身体放松。因为思想紧绷的人很难拥有好的睡眠，因此，学生在睡眠前可以选择在客厅或者到外面走走。

2. 要有正确的睡眠姿势，养成良好的睡眠习惯

这里一般主张学生身体自然放松，向右侧卧，蜷曲双腿、手放前端。另外，还要养成良好的睡眠习惯。每天晚上尽量保持同一时间上床，不要因为是周末就大睡特睡，上学的时候就晚睡，这样做会影响人体生物钟的调节功能。

3. 顺应生物钟

学生每天要按时起床，节假日也不例外。为什么呢？如果学生做到每天准时起床，生物钟就会有规律，对于提高睡眠质量是有帮助的。

11 职场女性，好的睡眠是成功的一半

1. 为何职场女性更容易失眠，原来是社交时差惹的祸

越来越多的职场女性面临着失眠的困扰，其失眠常由"社交时差"导致，那什么是社交时差呢？平素上下班很规律的职场打工人，一到周末和节假日就会玩得很疯，经常凌晨后才入睡，想着第二天不用上班，有的人甚至彻夜不睡，第二天中午或者下午才起床，于是生活节律就会变成晚上睡不着、早上起不来，且整个上午都处于懵懂的状态，这就是社交时差。

2. 改善职场女性睡眠障碍小妙招

（1）预防社交时差：起床时间不要晚于工作日2小时。比如工作日6点起床，那么周末起床时间不要晚于8点。

白天多接触自然光线。鼓励节假日多去户外，既可以放松心情，又可以利用自然光线巩固生物钟的节律。

晚上娱乐时间稍微控制一下时长。如果工作日因为加班而睡不够，那节假日就还点儿"睡眠债"吧。

（2）改善睡眠行为：不困不要上床，等到困了再上床。白天减少午睡时长（休息10～20分钟）。

（3）警惕贫血导致的睡眠障碍：好多女性睡不着其实是贫血导致的，特别是月经量多的女性，建议大家定期体检，了解自己是否贫血，以从根本上改善睡眠问题。

12 更年期了，睡不着觉该怎么办

1. 更年期女性失眠的原因

打了一辈子的工，熬到了退休，终于可以好好睡觉，不用惦记早早起来上班了。可是退休阶段的女性往往更睡不着，一点风吹草动甚至隔壁房间老伴的呼噜声都会导致一夜难眠，究其原因，是因为更年期女性激素水平折棍式变化，使得情绪波动明显，加大了失眠的发生率。

2. 治疗更年期失眠的方法

（1）穴位按摩：百会（图 2-9）、太阳 [穴]（图 2-10）。

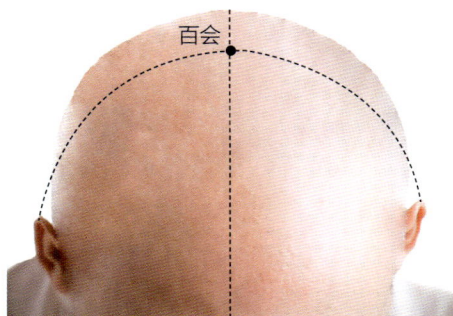

图 2-9　百会

睡不着时大家可以按摩头部的百会、太阳 [穴] 等穴位，促进血液循环，安神助眠。

百会位于头顶正中线与两耳尖连线的交叉处，是身体经气汇聚的地方，每次顺时针方向和逆时针方向各按摩 50 圈，每日 2～3 次，能够有效调节大脑功能，对于失眠有很好的缓解作用。

太阳 [穴] 位于眉尾和眼尾之间，向外约 1 横指的凹陷处，以拇指腹分别按在太阳 [穴] 上，沿顺时针方向和逆时针方向揉按相同次数。

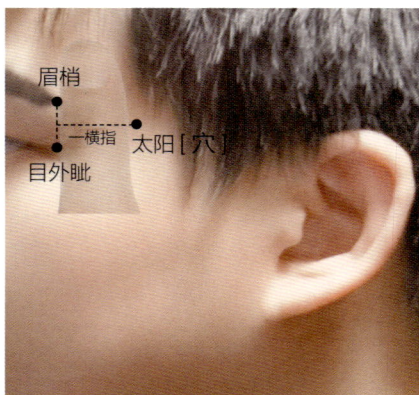

眉梢

一横指   太阳 [穴]

目外眦

图 2-10　太阳 [穴]

（2）耳针与穴位贴敷疗法：可取耳部内分泌、卵巢、交感、皮质下、心、肝、脾等穴位进行耳穴埋针、埋豆，每次选用 4 ～ 5 穴，每周 2 ～ 3 次；或将一些安神药物，诸如黄连、酸枣仁、肉桂等，按照相应比例制成粉末，用醋和凡士林调和成稠糊状，制成药膏，睡前贴敷于涌泉和神阙，隔日 1 次，共治疗 2 个月，有助眠安神的效果。

3. 食疗调护：合欢洋参虫草花炖瘦肉、桑椹粥

（1）合欢洋参虫草花炖瘦肉（图 2-11）

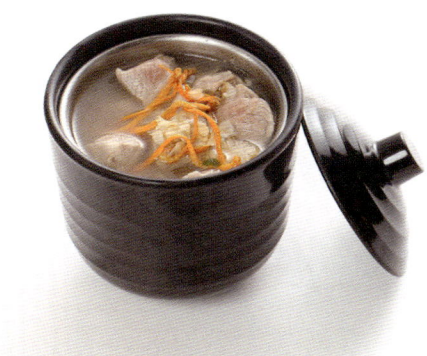

图 2-11　合欢洋参虫草花炖瘦肉

材料： 瘦肉 500g，合欢皮 10g，西洋参 10g，虫草花 10g，盐适量，清水适量。

做法： 将瘦肉洗净后焯水备用，将合欢皮洗净后切条，西洋参、虫草花洗净备用；将瘦肉、合欢皮、西洋参、虫草花放入锅中，加入适量清水，煮沸后转小火炖 1 个小时，调味后即可食用。

食用方法： 随三餐食用。

温馨提示： 合欢皮具有解郁、宁心的功效，对于失眠有很好的缓解作用，同时还能减少失眠后情绪低落的影响，但要注意的是，正在怀孕的女性朋友不能食用合欢皮；西洋参补气养阴，适合阴亏引起虚热烦倦的失眠人群；虫草花是虫与菌结合的药用真菌，含有非常丰富的蛋白质、多糖、氨基酸等多种对人体有益的成分，具有补精益气、提神醒脑的作用，可以用来治疗人体精气不足、气血两亏，对失眠、多梦、心悸也有缓解作用。

（2）桑椹粥（图 2-12）

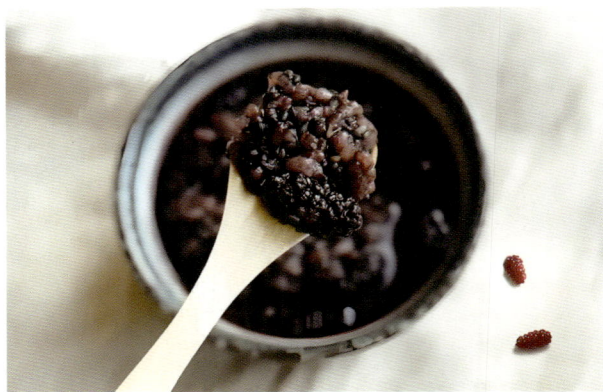

图 2-12　桑椹粥

材料： 鲜桑椹 60g，糯米 60g，冰糖适量，清水适量。

做法： 将桑椹洗净后，与糯米一起放入锅中，加入适量清水，大火烧开后转小火慢煮。

食用方法： 可以每周吃 2～3 次。

温馨提示： 桑椹具有滋阴补血、补肝益肾的功效，能够祛除体内虚火，对于更年期的头晕腰酸、心情抑郁、心悸失眠，能起到很好的治疗作用。需要注意的是，由于桑椹含糖量高，糖尿病患者不能食用。而且桑椹对消化道有一定的刺激作用，脾胃虚寒、腹泻者不宜食用。

第三章

注重科学养生，重塑女性健康

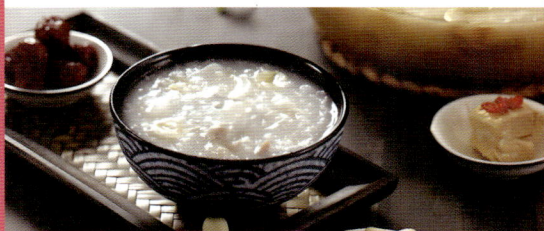

第一节
月经相关疾病

　　月经，是上帝赐给女性的一份厚礼，是女孩蜕变成女人的重要标志，是女人一生中最亲密的朋友和伴侣。对女性而言，从青春期到更年期，月经是一个至关重要的生理现象，平均占据女性一生 2 335 天，差不多相当于生命中的整整 7 年，却很少被大方谈及，而与月经相关的"谣言"却层出不穷。

　　因此，在本节里，我们给大家详细介绍了什么是正常的月经，并对相关的"谣言"进行了真相大揭秘，希望让大家明白，月经是正常的生理现象，是女性健康的信号灯；如果女性的身体出现了问题，往往会从月经上表现出来，从而提醒大家，了解身体发出的信号，并及时、主动地寻求医生的帮助，学会科学、有效地爱自己！

1 什么是月经，正常的月经是怎样的

月经是女性生殖系统成熟的重要标志，是指在卵巢激素的周期性作用下，子宫内膜发生周期性脱落及出血。对于女性来说，月经正常与否是身体健康的晴雨表，那到底什么是正常的月经呢？一般来说，正常的月经应符合以下几点。

（1）周期：两次月经来潮的第一天的间隔时间是21～35天。

（2）经期：月经时持续出血的时间是 3～7 天。

（3）经量：月经期间总出血量是 20～60mL。

（4）规律：基本能预测下一次来月经的时间，误差不超过1 周。

如果符合以上 4 条就可以认为月经是正常的（图 3-1）。如果只符合 1～2 条或者都不符合就要引起重视了。

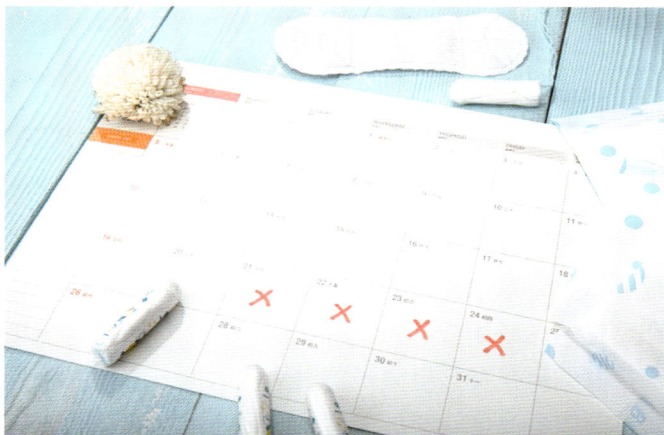

图 3-1　月经记录图

2 女孩几岁来月经算正常

随着现在生活条件的提高，越来越多的女孩早早便来了月经，甚至七八岁就会初潮，有些家长不免担心，女孩到底几岁来月经才算正常？大家知道，女性第一次来月经叫月经初潮，是进入青春期的标志，一般初潮年龄在 13～14 岁，早在 11 岁或者推迟到 16 岁来潮也属于正常。

一般来说，月经初潮的年龄受遗传、营养、气候等因素的影响。Meng Xin 等作者在 *Secular Trend of Age at Menarche in Chinese Adolescents Born From 1973 to 2004* 一文中指出，中国女孩月经初潮的平均年龄在 12.6 岁。如果一个女孩在 10 岁前就来了月经，可以判定为初潮过早。

3 初潮来了，就不会长个了吗

不是的。

虽然林丽玲等作者在《中国 10 个地区成年女性初潮年龄与身高和腿长的关联研究》一文中指出，初潮年龄与身高和腿长存在正相关，但是女孩身高长得最快的时期一般是在来月经前半年。这时候身高增长的加速期就已经进入尾声——长骨生长减速，但是脊柱继续生长。身高增长不会像之前那么迅猛，但并不是不会再长高了。

需要了解的是，孩子的身高主要是由遗传决定的，而把长高的潜能发掘到怎样的程度是受多种因素影响的，如饮食、睡眠、运动、疾病等。

所以，只要孩子生长曲线正常、没有发育异常、能保证良好的作息和营养均衡，就不必过于担心。

4 青春期女孩出现月经紊乱，该怎么办

"大姨妈"的第一次来访——月经初潮，是女孩子进入青春期的标志。然而此时的"大姨妈"性情飘忽，有时一个月来访几次，生怕你忘了她；一不高兴又几个月都不来，让你望穿秋水；或者来了又迟迟不走，让人好生厌烦；来的时候，可以多得像给了你一个"沧海"，也可以少得只给你"沧海"里的"一粟"。

1. 青春期女孩为什么会出现月经紊乱

女孩身体里有一个很重要的系统叫作"下丘脑 - 垂体 - 卵巢轴"，当这个性腺轴开始启动工作时，会分泌相关的激素，女孩在不久后会出现月经初潮，并逐渐发育为成熟女性。但由于青春期女孩，中枢对雌激素的正反馈机制尚未成熟，卵泡发育和成熟机制不稳定，同时这个阶段的女孩也容易受到外界因素以及情绪如学习 / 考试压力、紧张、焦虑等影响，故月经初潮后通常需要 2 年时间才能建立规律的月经。

2. 什么情况下的月经紊乱需要干预呢

（1）月经量大或淋漓不尽，导致贫血或影响到孩子的日常

生活、学习、生长发育、身心健康。

（2）初潮后2年甚至3年仍然月经紊乱，此时可能存在某些疾病，需尽快寻求专业医生的帮助，以免延误孩子的最佳治疗时机。

3. 就医时，家长和孩子需要做什么

（1）详尽告知病情。不能因为尴尬或觉得不重要就忽略不说。

（2）配合做必要的检查

1）血常规，了解孩子的贫血严重程度。

2）妇科彩色超声，排除一些疾病。

3）医生根据具体情况，可能会增加一些检查，例如尿妊娠试验、甲状腺功能、性激素等。

5 初潮越早，是不是绝经也会越早

并不是。"初潮早，绝经早"的观念往往基于一种理论：女性卵泡的数量是恒定的，用一个少一个。确实，女性在一个月经期只会排出一个成熟的卵泡，同时有数十个卵泡闭锁（即这些卵泡可生长发育，但无法排卵）。

随着年龄的增长，卵泡的数量会逐渐减少。但女性绝经并不是因为缺少卵泡，而是因为体内卵泡闭锁，无法排卵。

吸烟、遗传、重大心理应激、生殖道感染和影响卵巢血供的手术等，都会直接或间接加速卵泡闭锁的速度，导致女性早

绝经。

而绝经年龄和初潮年龄，并没有绝对的相关性。

6 绝经越晚，老得越慢，是真的吗

1. 多少岁绝经属于正常

绝经是女性生理功能由盛转衰的一个重大转折点，本质是卵巢功能开始衰竭，无法产生足够量的雌激素、孕激素，月经便会停止来潮，是女性从生殖期向老年期过渡的阶段。谢幸主编的《妇产科学》（第 9 版）中指出，中国女性的绝经年龄平均为 49.5 岁，80% 的女性则在 44 ～ 54 岁进入绝经期。

2. 绝经越晚，对身体越好吗

绝经意味着步入中老年，于是，很多女性希望晚点绝经，因为一旦绝经，外阴不如以前湿润，皮肤也变得比以往更干燥、松弛了。绝经时间的早晚对身体有着不同的影响，并不意味着绝经年龄越晚就越好。如果超过 55 岁还没绝经，那就要小心了。

因为，自然月经状态下，排卵前和排卵后都有雌激素、孕激素高峰，而雌激素、孕激素的长期刺激容易引起乳腺和子宫内膜病变。所以，超过 55 岁还没绝经的女性，体检的时候一定要重点检查这两个器官。

7 月经频繁来潮，会不会老得很快

网传"女人一生只能排 400 多颗卵子，所以谁先排完谁先老，月经来得越勤就老得越快"。但实际上这种说法是错误的，女性卵巢中的卵泡数量，远远不止 400 颗。

一生总排卵量 ≠ 卵巢中卵泡数量

假设女性 12 岁初潮降临，50 岁绝经，一个月排一个卵，那么一生中的总排卵数量是：12 个月 ×（50 - 12）年 =456 颗。

显然，456 颗成熟卵泡在 30 万颗卵泡储备军面前，只是九牛一毛。即便月经周期短，也只是说明卵泡成熟得更快，一生中可能比别人多排出几十颗卵子而已，并不会因此而过早衰老。

8 月经推迟不来，该怎么办

正常情况下，月经周期不会非常精准地固定在一个天数，一般为 21～35 天，在这个范围内都是正常的，并且敏感的"姨妈"还非常容易受到情绪、运动、饮食等多因素的影响。所以每个月的月经周期都可能有所波动，但只要月经推迟的天数在 7 天以内就不用担心，月经推迟超过 7 天，且连续 3 个月经周期，才算月经推迟。

1. 一般月经推迟的原因都有哪些呢

（1）**怀孕**：这是大家最熟知的原因。有性生活的女性，若月经推迟超过 10 天，建议先用验孕试纸检测一下是否怀孕。

（2）**内分泌失调**：第一，过度节食、剧烈运动可能导致营养不良、体重过低，会让雌激素合成障碍，从而影响月经的到来；第二，肥胖会导致月经推迟，周心宇、杨欣在《肥胖与月经异常关系的研究进展》一文中指出，肥胖者异常月经周期的发生率更高；第三，是睡眠问题，睡眠不规律、熬夜、睡眠质量差，会导致内分泌紊乱、激素分泌异常，从而引起月经周期紊乱；第四，是精神问题，长期精神压力大会影响下丘脑的正常功能，导致内分泌功能紊乱，引发月经推迟；第五，甲状腺功能减退也可能伴有表情淡漠、迟钝、记忆力减退等表现。

（3）**药物**：黄体酮、紧急避孕药等含有孕激素类的药物，服用时会引起黄体期延长，从而使月经推迟。

（4）**手术**：宫腔手术可能引起子宫腔、子宫颈粘连，特别是在无痛人工流产手术后，更容易出现月经推迟。

（5）**慢性疾病**：贫血、慢性肝炎、肿瘤等疾病也会引起月经推迟。

（6）**妇科内分泌疾病**：若月经推迟甚至闭经，还伴随肥胖、多毛、痤疮、不孕，则有可能患有多囊卵巢综合征。此外，卵巢早衰也可能导致月经推迟。

2. 月经推迟的食疗调护

（1）桂圆红枣荷包蛋汤（图 3-2）

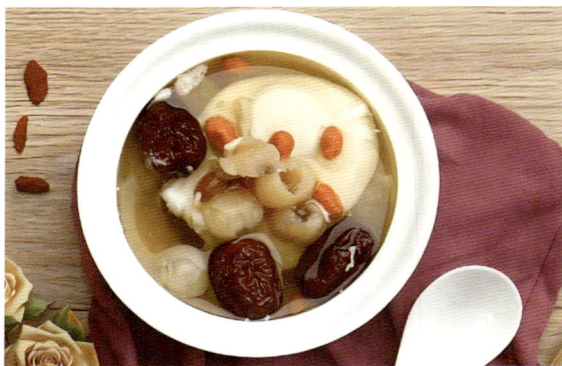

图 3-2　桂圆红枣荷包蛋汤

材料：鲜桂圆肉 10g，荷包蛋 1 个，红枣 3 个，枸杞 5 个，红糖适量，水适量。

制作：桂圆肉、红枣洗干净，放入锅内，加水，小火炖煮 30 分钟，倒入荷包蛋和红糖，搅拌均匀，煮沸。

功效：补心脾，益气血，调月经。

（2）当归羊肉汤（图 3-3）

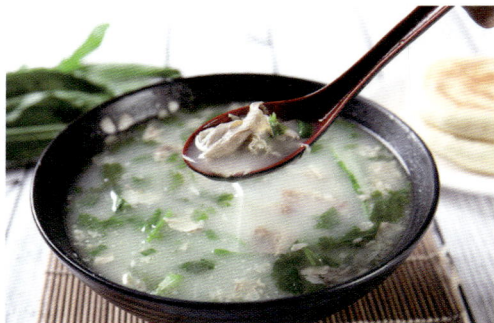

图 3-3　当归羊肉汤

材料：羊肉 250g，当归 15g，生姜 5g，水适量。

制作：将羊肉切块，与当归、生姜放入锅内，加水适量，用文火炖烂熟，加入调料，去渣，取汁服用。

功效：温中散寒，补血养血，调经镇痛。

（3）猪腰杜仲核桃汤（图3-4）

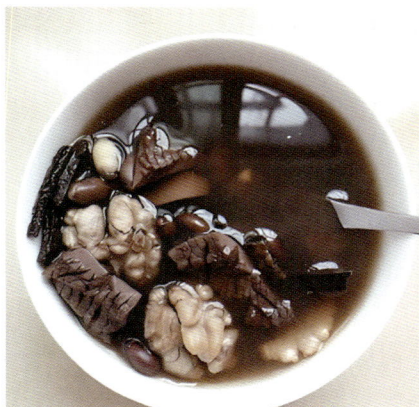

图 3-4　猪腰杜仲核桃汤

材料：猪腰 2 个，核桃仁 30g，杜仲 30g，水适量。

制作：猪腰去白筋，改花刀，与杜仲、核桃肉同放砂锅内，加水 500mL，煮熟，食猪腰、核桃肉，喝汤。每日 1 次。

功效：温肾填精。

9 月经一两天就干净，算量少吗

总有女性来门诊咨询："医生，我现在月经越来越少了，每次来个一两天，一次连一包卫生巾都用不完，到底是怎么回事啊？是不是快绝经了呀？"

1. 什么样才算月经量过少

所谓的月经量过少 = 血量少 + 时间短

正常女性月经周期为 21 ~ 35 天，月经期为 3 ~ 7 天，而月经量的正常值为 20 ~ 60mL。

月经量过少：月经量 < 5mL，连半片卫生巾都浸不湿，甚至点滴即净，行经时间仅为 1 ~ 2 天。

看到这里，可能很多女性就放心了！虽然很多人觉得随着年龄的增长，月经量会逐渐减少，但是根据这个标准，相信大部分人还算不上月经量过少。

2. 为什么月经量会变少呢

（1）**子宫内膜受损：**如人工流产手术、子宫内膜结核等会造成子宫内膜损伤。

（2）**内分泌失调：**精神压力、情绪变化，以及内分泌疾病，如多囊卵巢综合征、卵巢功能减退、甲状腺功能亢进（简称甲亢）/甲状腺功能减退（简称甲减）等。

（3）**营养不良：**由于过度减肥或长期素食造成的营养不良。

（4）**其他疾病：**严重的肝病、肾病、贫血等也能导致月经量变少。

3. 月经量过少，如何治疗

月经量过少只是一种症状，首先要检查出引起月经量过少的病因，再针对性地进行治疗。

一般可能需要做：常规的妇科检查；经阴道超声检查；血常规、凝血功能、肝肾功能等抽血化验；性激素、甲状腺功能等内分泌检查；必要的时候还会建议做诊断性刮宫或宫腔镜检查。

10 月经是在排毒，月经量多点儿，毒才能排彻底

有人觉得"月经是在排毒"，所以月经量越多，排毒越彻底，觉得多点儿蛮好；但是月经量太多，会导致乏力甚至贫血！

首先，我们来澄清一下，月经成分的95%是血液，只有5%是组织间液和脱落的细胞碎片，并不是毒素。前面讲过了，一个周期正常的月经量为20～60mL，月经量太多，并不是好事。一个月经周期出血量≥80mL，便定义为月经量过多。

具体该怎么估算呢？大家可参考一下：一片普通日用卫生巾完全浸透大概是20mL，如果只有中间部分（1/3）浸湿，大概可估算为5～7mL，常规来说，大部分人在中间部分浸湿时，就会更换。如果每天要用4～5片卫生巾（超过2～3天），每个周期要用到30片以上的卫生巾，就属于月经量过多。

1. 月经量为啥这么多呢

（1）与子宫相关的疾病： 如子宫内膜息肉、子宫腺肌病、子宫肌瘤，尤其是黏膜下肌瘤，这些疾病可导致子宫内膜的面积增大，脱落时出血增多；子宫内膜过度增生或子宫内膜发生恶性病变时，内膜的增生超过正常范围，出血也会多；部分宫内节育器在提高避孕效能的同时，也可能引起月经量增多。

（2）内分泌疾病： 如存在排卵障碍的多囊卵巢综合征、青春期或绝经过渡期的无排卵性功能失调性子宫出血、垂体泌乳素肿瘤、甲状腺功能异常、肾上腺功能异常等。

（3）内科疾病： 如肾脏疾病、肝脏疾病、血液系统疾病、风湿性疾病或因为其他疾病正在服用抗凝血药等，均有可能影响全身的凝血功能。

此外，还要排除妊娠相关疾病、子宫颈疾病等。如果都排除了，环境、作息、压力等因素也可能导致月经量增多，但往往短时间内能恢复正常。

2. 月经量过多，该怎么办

月经量过多，首先要查明病因，一般包括内分泌检查、血常规和凝血功能检查、超声检查，必要时行子宫内膜活检等，主要是明确诊断。

（1）如果是子宫器质性病变引起的月经量过多，如子宫内膜息肉、子宫黏膜下肌瘤、子宫内膜增生或恶变、子宫腺肌病等，就可能需要手术切除病灶，甚至需要切除子宫。

（2）如果是内分泌原因，一般可以通过激素类药物如复方短效口服避孕药、孕激素制剂等调整并减少月经量。

（3）如果是肝脏疾病、血液疾病等内科原因导致的，则需调整内科用药。

一般经过及时的、有针对性的治疗，月经量过多的症状都能得到很好的控制和改善。

11 女性经期到底能不能洗头、洗澡？经期怎么吃都不会胖，是真的吗

很多人认为在经期洗头、洗澡会加重痛经，老了后会有后遗症，并认为在经期洗头还会加速衰老，引起脱发，导致头痛等；其实这种想法是不正确的。

女性在经期洗热水澡有助于舒张血管、促进经血流出，可有效缓解痛经。但是经期女性抵抗力弱，子宫颈口扩张，盆浴会增加患妇科炎症的风险，因此在经期忌洗冷水澡、忌盆浴。建议女性经期洗头、洗澡时要采用淋浴，注意保暖，避免受寒，及时吹干头发。如果是在冬天，气温较低的环境下，洗头、洗澡应尽量避开经期，若经期比较长，也最好避开前两天，以免着凉。

还有人说，来月经时热量消耗是平时的两倍，所以这时无论怎么吃都不会长胖。乐杰主编的《妇产科学》以及姚泰主编的《生理学》中表明，月经期本身并不会导致大量的能量消耗，更不会有月经期热量消耗是平时两倍的说法。月经期能量代谢总量与平时并无太大不同，那些吃进去的多余热量，还是会转化成脂肪的（图3-5）。

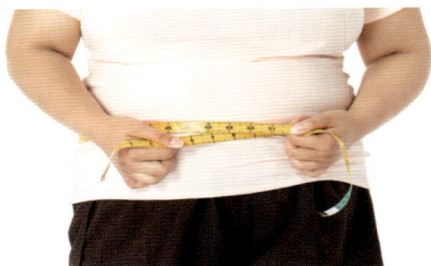

图 3-5　肥胖女性

12 月经刚干净几天，又来了，是怎么回事

相信很多女性朋友都出现过这种情况，月经过后一周左右出现阴道褐色分泌物，去医院就诊，无其他异常状况，检查也均显示正常，这是什么情况呢？这是排卵期出血，在大多数情况下是正常现象。那么，什么是排卵期出血呢？

1. 什么是排卵期出血

排卵期出血是指女性在月经中期，即排卵期，阴道出现点滴出血或少量出血，是月经中期出血的常见类型，属于排卵性功能失调性子宫出血。

2. 排卵期出血原因是什么

排卵期成熟卵泡破裂，雌激素水平暂时下降，不能维持内膜继续生长，发生突破性少量出血。之后，随着排卵后的黄体形成，分泌雌激素和孕激素，修复内膜而止血。

3. 排卵期出血怎么办

排卵期出血一般是偶尔发生，出血量少，有的仅为咖啡色分泌物，多数 2～3 天可自行停止，主要是因为过于劳累或者身体免疫力低下，影响到内分泌平衡的缘故，只要注意调养即可；对于有持续排卵期出血的女性，因出血发生在排卵期，通常会干扰受孕，需排除其他疾病后，予以治疗。

4. 想怀孕，排卵期却出血了，还能同房吗

如果排卵期的出血量较少，持续时间较短，可以同房，不影响受孕；出血量较多的话，为预防感染，建议暂不同房；若发生多次排卵期出血，会影响受孕。

5. 食疗调护

（1）干贝香菇粥（图 3-6）

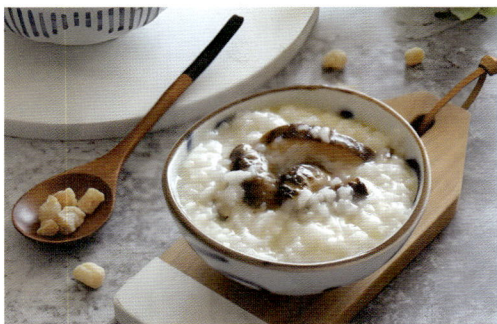

图 3-6　干贝香菇粥

原料： 干贝 25g，香菇 10 朵（中等大小，干鲜均可），大米 50g，水适量。

制作： 将干贝和干香菇洗净，用冷水泡发，将香菇切丝／丁；用水将干贝和香菇焯一下；用少许油将干贝和香菇煸炒后放入电饭煲，与淘洗好的大米一同加水煮成粥即可。月经结束后，每天喝 1 次，连续 7 天。

功效： 滋阴、补肾、调经。

（2）薏仁马蹄银耳甜汤（图 3-7）

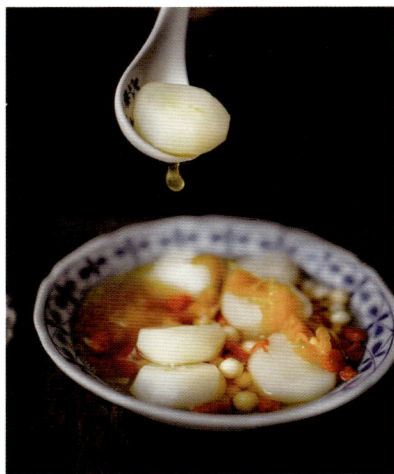

图 3-7　薏仁马蹄银耳甜汤

原料： 薏苡仁 30g，马蹄 30g，银耳 10g，枸杞子 10 颗，红糖 5g，水适量。

制作： 将马蹄去皮洗净，切小块；除红糖外的所有原料放入砂锅，加 800mL 水，煮开后转小火煲 2 小时，加入红糖即可。注意血糖高的朋友不宜服食。

功效： 清热解毒，健脾调经。

13 要来"大姨妈"的女人不好惹？教你认识经前期综合征

有些女性每次月经来潮前一段时间，总感觉如临大敌——情绪不稳定，焦虑不安，食欲减退，乳房胀痛明显，不能触碰，甚至影响睡眠。而当月经来潮后，一切不适又随之消失。这到底是怎么回事呢？原来是经前期综合征在作祟。

1. 什么是经前期综合征

女性在月经来潮前或者经期中会出现反常现象。在情绪上可表现为烦躁、愁闷、抑郁、多疑、容易争吵，甚至影响工作或生活；在身体上出现疲乏、头痛、乳房及胸胁胀痛、不思饮食、低热等。

2. 经前期综合征发生的原因

一般认为经前期综合征和女性雌激素、孕激素分泌有关，也有心理／社会因素、神经递质异常等因素。如果根据卵巢排卵来分，育龄期女性一半时间在卵泡期，一半时间在黄体期，那么可以想象，有近一半的时间，你都会因为体内卵巢激素失调，而导致情绪异常。

3. 治疗方法

避免摄入高盐分的食物，经前体内水分潴留，摄入大量盐分会增加腹胀、水肿、头痛等不适；尽量避免摄入咖啡因，咖啡因会消耗体内的 B 族维生素，使钾和锌大量流失，导致腹部不适；建议每天口服 80mg 维生素 B_6，可以改善情绪；同时要学会放松自己，深呼吸、听柔和的音乐、做瑜伽、洗热水澡等都是合适的放松方式；坚持规律的有氧运动、调整睡眠习惯，有助于改善经前期综合征。

4. 食疗调护

（1）莲子百合瘦肉粥（图 3-8）

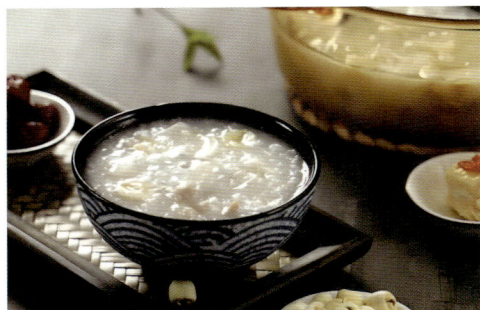

图 3-8　莲子百合瘦肉粥

材料： 莲子、百合各 15g，猪瘦肉 250g，大米适量，水适量。

制作： 莲子泡水 1 小时左右，捞起备用；将猪瘦肉洗净切丝，把泡好的莲子和洗净的大米一起放入锅中，加适量清水，水开后加入猪瘦肉丝，熬制七八分熟后加入百合，煮熟即可，出锅前放少许盐调味。

功效： 清心安神。

（2）合欢花蒸猪肝（图 3-9）

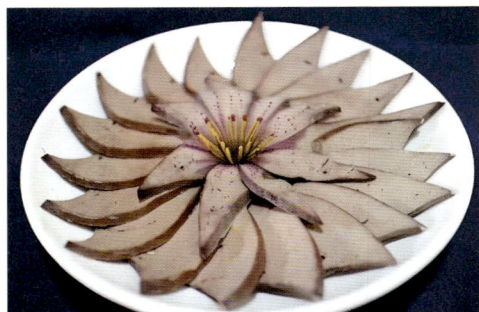

图 3-9　合欢花蒸猪肝

材料： 合欢花 10g，猪肝 200g，生姜丝、精盐、芡粉、生油适量，水适量。

制作： 合欢花放入碗中，加入适量清水，浸泡 4～6 小时；猪肝切片，放入盘中，加入精盐、生姜丝、芡粉、生油调拌；在猪肝的上面撒合欢花，隔水蒸 15 分钟，即可食用。

功效： 解郁安神。

（3）乌灵参炖鸡（图 3-10）

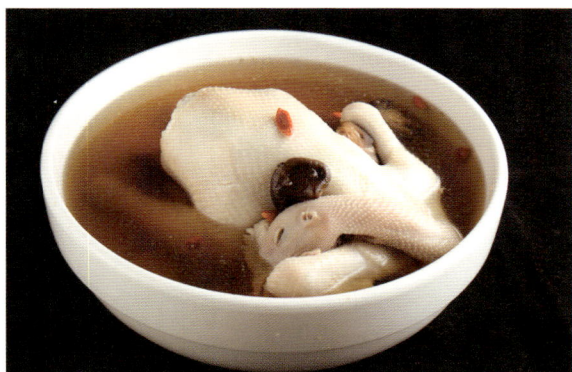

图 3-10　乌灵参炖鸡

材料： 乌灵参 50g，土鸡 1 只，生姜 3 片，香菇 2 朵，枸杞子 3 颗，精盐适量，水适量。

制作： 用温水浸泡乌灵参 4～8 小时后，洗净切片，将乌灵参、生姜、香菇、枸杞子一并置于洗净的土鸡腹内，放入炖盅内，加清水 5 碗，隔水炖 2 小时，调味食用。

功效： 补气健脾，安神降压。

14 为什么女性会痛经

"痛起来的时候像一把刀在来来回回地割身体，还间歇性狠扎一刀，酸、胀，痛，常满床打滚，简直生不如死……"曾经有女性这么形容"大姨妈"来临时的恐惧（图3-11）。女性每个月总是或多或少会有那么几天不舒服，该如何解决呢？

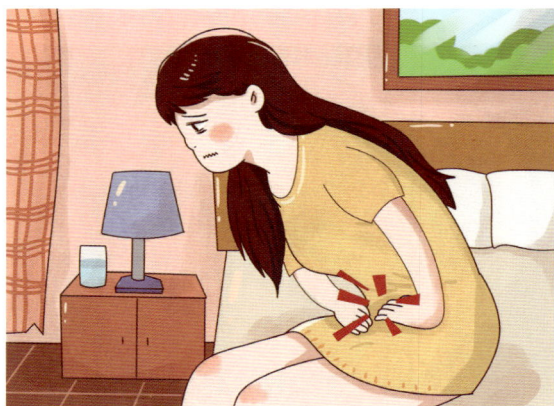

图3-11 痛经的女孩

1. 痛经的原因及分类

（1）**原发性痛经**：此类型的痛经占痛经的90%，主要与月经时子宫内膜的前列腺素含量增高有关。前列腺素可引起子宫平滑肌的过强收缩，导致血管痉挛、子宫缺血缺氧，是造成痛经的主要原因。同时，增多的前列腺素进入血液循环，还会引起心血管和消化道症状，这就是为什么有的女性痛经的同时还伴有腹泻、呕吐、头痛等不适的原因。

（2）**继发性痛经**：常见疾病有子宫内膜异位症、子宫腺肌病、子宫腺肌瘤、子宫黏膜下肌瘤以及生殖道畸形和宫腔内异物等。

（3）其他： 不健康的生活方式，包括经期食用生冷 / 辛辣食物，不注重规律睡眠、不经常运动、精神压力大等也会导致痛经。

2. 食疗调护

（1）当归益母草蛋（图 3-12）

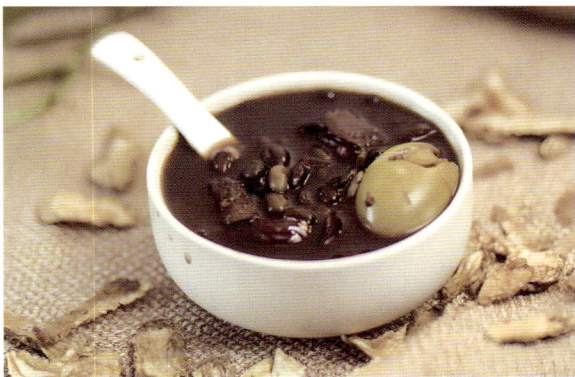

图 3-12　当归益母草蛋

材料： 当归 8g，益母草 15g，煮鸡蛋 1 个，黑豆 10 克，大枣 2 枚，水适量。

制作： 提前将黑豆泡发，将所有食材一同煮 30 分钟，去渣取汁，饮汤食蛋，每次 1 个，1 天 2 次，连服 3 ~ 5 天。

功效： 温经活血，调经镇痛。

（2）马鞭草炖猪蹄（图 3-13）

材料： 马鞭草 30g，猪蹄 1 只，生姜 2 片，盐适量，水适量。

制作： 将猪蹄去毛，洗净，剁块；马鞭草洗净。将所有食材一起炖煮 2 小时，临出锅前加入适量盐，可根据个人口味调拌料汁蘸着吃。

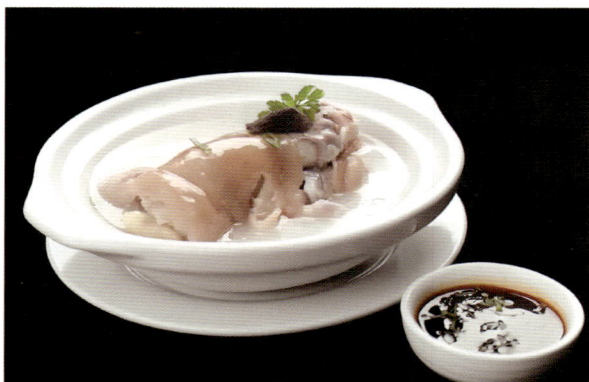

图 3-13　马鞭草炖猪蹄

功效： 活血化瘀镇痛。

以上食疗建议大家非经期时食用哦！

3. 运动保健

很多人认为生理期是不适合做瑜伽的，其实，只要选择柔和的瑜伽动作，不但对身体无害，而且能够缓解痛经、腰酸等生理期的痛楚，接下来介绍 3 式生理期瑜伽，帮助你甩掉痛经。

（1）吉祥式： 膝盖弯曲，放松，臀部着地，双手抓住脚板，背部向上延伸，眼睛平视前方或闭上，保持均匀呼吸，动作停留 3～5 分钟（臀部下面可以放置毛巾，帮助背部延伸、松弛髋关节，放松腹部肌肉，促进腹部血液循环，预防痛经）。

（2）祈祷式： 双手臂弯曲，在背后合掌，先保持在腰部高度，慢慢吸气，手肘往外张开，背部往上延伸，合掌的手向上移动至胸口位置，保持均匀呼吸，动作停留约 1 分钟。可消除生理期腿部的肿胀现象，预防静脉曲张，增加上背部的柔软度，消除经期肩颈酸痛。

（3）**英雄式：** 双膝弯曲跪地，大腿与臀部同宽，小腿略往外张开，脚背着地，臀部坐在瑜伽砖上，背部向上延伸；双手手指交叉向上延伸，手掌朝向天花板，保持均匀呼吸，动作停留 30 秒～1 分钟。可缓解关节疼痛，也能舒缓肩颈和背部的酸痛。

第二节
外阴阴道疾病

作为女性的性器官，外阴和阴道一直是大家讳莫如深的话题，即使来医院就诊，很多女性朋友也羞羞答答的表达不清楚到底是哪里不舒服。

其实，外阴是女性的外生殖器，即我们可以看到的、外面的部分，包括阴毛、阴阜、大阴唇、小阴唇、尿道口、阴道口、肛门等；而阴道是女性外阴和宫颈之间的一个相对封闭的腔隙性器官，也是女性最为隐秘的地方，是经血排出和胎儿娩出的通道，也是性交器官。

所以，在本节内容里，我们和大家详细介绍了外阴和阴道的解剖结构，对于常见的阴道炎症、阴道病变、阴道松弛以及生活中常见的阴道和外阴护理方式进行了深入浅出的科普，希望帮助大家正确认识自己的生理结构，并养成良好的生活习惯和生理卫生习惯；避免滥用药物。最后，重点提醒各位女性朋友，遇到问题要及时就诊、明确诊断、规范治疗、减少复发、去除诱因，这样才能在健康大道上阔步前行！

1 女性为什么容易得阴道炎

要知道，女性的阴道从来就不是一个世外桃源，在正常的人体中有超过 50 种微生物种群和谐共存，这就是江湖。江湖里门派林立，诸如少林、武当、峨眉、昆仑、恒山、崆峒等门派，阴道里的江湖亦如此，包括革兰阳性需氧及厌氧菌、革兰阴性需氧及厌氧菌、专性厌氧菌、支原体及假丝酵母菌等。它们和谐共处，相互适应，形成动态平衡。

乳杆菌、雌激素、阴道 pH 是江湖里正义的力量，它们在保持江湖生态平衡的过程中，起到了决定性的、重要的作用。尤其是雌激素，它使阴道上皮增生变厚，增加细胞内的含糖量，并将糖原分解为单糖。阴道的乳杆菌把单糖转化为乳酸。酸性环境利于抑制其他病原体生长。这就是阴道的自净作用。

在所有的门派中，少林是第一大门派，正义的化身。饥荒战乱年代，经常施舍粥饭，赈济苍生，甚至现身江湖打击邪恶势力，维护世间太平。所以乳杆菌就是少林，是优势菌。它产生的过氧化氢、细菌素可抑制致病微生物生长。同时通过竞争机制阻止致病微生物黏附于阴道上皮细胞，维持这个小江湖的微生态平衡。

但如果长期应用抗生素、免疫力低下、体内的雌激素下降、阴道的 pH 升高（频繁的性生活或者卫生棉使用不当、长期阴道灌洗）这些因素均不利于乳杆菌生长。这个小江湖的微生态平衡就被打破了。其他的邪恶门派就成为优势菌，进而就引起江湖的腥风血雨了。

2 既然容易得阴道炎，那么有必要清洗吗

有必要，当然有必要，但清水足矣，而且还要看层次。

为什么呢？因为阴道地形复杂，多地交界，前有尿道，后有肛门，易受污染。且水陆交通、车水马龙、功能用途异常繁杂（譬如性生活、分娩、宫腔操作的必经之道）。所以蜻蜓点水式的清洗是很有必要的。有的姑娘因为懒得换内裤、懒得清洗外阴，就容易罹患妇科疾病。而盲目爱干净，甚至洁癖，也会物极必反。

作为临床医生的我也碰到过有些女性同胞们过分勤快，经常用厨房里的调味五大法宝（醋、盐、油、酱油、花椒）深入"敌后根据地大扫荡"（甚至选用各种洗液灌洗阴道），美其名曰杀菌。我不禁要问，"姑娘，你这是要开小灶还是要当大厨啊？"这是更深一层次的"讲卫生"，但过犹不及啊！为什么？这样做，破坏了阴道的酸碱平衡了呀！

3 到底该如何预防阴道炎

大家只需要记住一点，正常的女性是有一定量的阴道分泌物的。正常分泌物性状清亮、透明、无味，不引起外阴刺激症状。只要做到勤换内裤及卫生巾，经常用清水清洗外阴，保持外阴干爽就足矣。

除此之外，出现其他症状都是不正常的，有病得治，至于

是非特异性外阴炎、滴虫性阴道炎，还是外阴阴道假丝酵母菌病及细菌性阴道病，你都不用管，只管找医生去看就行，千万不要自行用药，也不要随意冲洗阴道。

4 阴道炎到底有哪些呢，不妨来了解一下

1. 细菌性阴道炎

主要由阴道加德纳菌和一些厌氧菌混合感染，导致阴道内微生态平衡失调，常因接触被细菌污染的公共设施而感染；也可以因性接触而导致感染；主要表现为阴道分泌物增多，有鱼腥味，尤其性交后加重，可伴有轻度外阴瘙痒或灼热感。

2. 念珠菌性阴道炎（霉菌性阴道炎）

念珠菌性阴道炎的感染菌种不言而喻，即是疾病名字中提到的念珠菌，本病在免疫力低下、长期使用抗生素、妊娠、糖尿病等情况下易引发；主要表现为外阴潮红、顽固性瘙痒、灼痛、性交痛，尿频、尿痛，白带呈凝乳或豆腐渣样。

3. 滴虫性阴道炎

滴虫性阴道炎是因阴道毛滴虫感染导致的，主要是因性生活直接感染，也可以因接触公共用品间接感染；主要表现为白带增多，呈稀薄脓性、黄绿色、泡沫状，有臭味；阴道口和外阴潮红、瘙痒；若合并尿路感染，会出现尿频、尿急、尿痛，甚至可导致血尿；长期感染的话，因阴道毛滴虫能吞噬精子，

影响精子在阴道内存活，也会导致不孕。

4. 萎缩性阴道炎

萎缩性阴道炎常见于绝经后女性，因卵巢功能衰退，雌激素分泌减少，阴道局部抵抗力降低，致病菌易入侵繁殖引起炎症。主要表现为阴道分泌物增多及外阴瘙痒、灼热感。

5 阴道炎反复发作该怎么办

不少女性得了阴道炎后，反反复复总是治不好（图 3-14）。为什么阴道炎总反复，生活中应注意什么才能最大限度地预防阴道炎发生和反复发作呢？

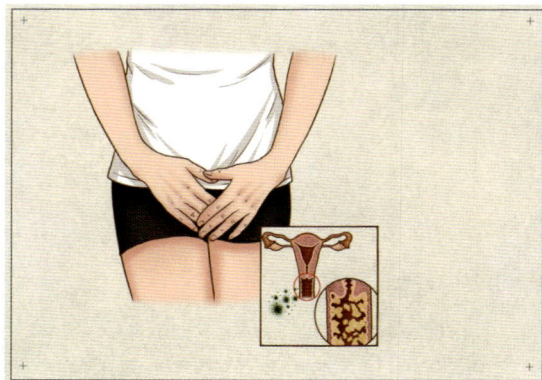

图 3-14　阴道炎

1. 不洁性生活

一旦确诊阴道炎，一定要让男性伴侣也进行检查和治疗。如果男性伴侣患病却没有治疗，容易导致女性阴道炎反复发作。

比如滴虫性阴道炎，感染原因大多是不洁性生活。所以女性确诊滴虫性阴道炎后，男性伴侣也要一同进行治疗，并且治愈前应避免无保护性行为，不然容易交叉感染。

再比如霉菌性阴道炎，如果女性一年内有症状并且发作 4 次以上（经检查证实），就是复发性霉菌性阴道炎了。这时男性伴侣应该同时检查，必要时男女同治。

此外，若男性伴侣患有前列腺炎或者泌尿系统炎症，也应及时治疗，治疗期间避免同房。

2. 用药期间同房

不论患有哪一种阴道炎，治疗用药期间都是不能同房的，否则会前功尽弃。

3. 太爱干净，也可能伤害阴道

阴道有强大的自净功能，长期进行阴道灌洗，如每天使用外阴洗液及阴道护理产品，会破坏阴道健康、平衡的微生态环境，如抑制了有益菌（乳酸菌），导致厌氧菌猖狂繁殖，而引发阴道炎。

冬天到了，女性喜欢用热水洗澡，为了私处干净，可能一天会洗很多次。但使用太热的水频繁清洗，会让外阴及阴道变得干燥，伤害私处娇嫩的皮肤。所以水温温热即可，不要太烫，也不必一天反复洗太多次。

此外，想避免阴道炎复发，要尽量做到不泡澡，因为本就受伤的阴道对水没有抵抗力，泡澡很容易造成感染症状加重。

4. 私处不透气，可能会引发阴道炎

日常生活中，人们为了工作、学习常常一坐就是几个小时。其实，久坐以及穿紧身裤或化纤内裤，都会提高私处的温度和湿度，为致病菌提供温床。

5. 不会洗内裤，也可能会引发阴道炎

若阴道炎反复发作，建议高温消毒内裤，或弃用之前的内裤，换新的纯棉内裤，并且每天换洗。

日常生活中，内裤是不用高温消毒的，只要用温水加洗衣液或内衣专用洗衣液浸泡，并且用流水搓洗即可。

6. 卫生巾保存不当，可能伤害私处

卫生巾属于一次性消毒产品，离生产日期越近，卫生状态越有保障。

如果大量囤积卫生巾却保存不当，比如放在厕所等阴暗、潮湿的环境中，就容易让卫生巾滋生霉菌。所以卫生巾一次购买3～4个月的量比较好，如果买多了，最好放在阴凉、干燥、通风的地方保存。

7. 阴道炎反复发作，千万不要自行用药

很多女性因为阴道炎反复发作，常常自作主张用上次治疗剩下的药，或者购买和上次治疗相同的药来用。这样看似方便，实际上，反复发作的阴道炎情况复杂，患者是无法自己判断病因，以及自己决定应该采取什么治疗措施的。

所以，一定要去正规的医院进行检查和治疗，用对药，才能好得快点。

8. 用药疗程不够也可能让阴道炎反复发作

有的患者虽然去了医院看医生，但是因为没有按照规定疗程用药，导致用药量不足，或者自我感觉好了就停药。这样做容易让阴道炎反复发作。所以一定要遵医嘱用药！

9. 长期使用抗生素可能导致阴道炎反复发作

滥用头孢菌素类、阿莫西林等抗生素，在日常生活中实在是太普遍了！有些女性出现感冒、嗓子痛、拉肚子，甚至消痘印，都要用抗生素。滥用抗生素会伤害保护阴道的有益菌，比如乳酸菌，继而破坏阴道微生态，诱发阴道炎。

如果一年内被确诊霉菌性阴道炎超过 4 次，也要考虑糖尿病诱发的可能性。糖尿病患者血糖水平升高，会导致尿液中含有过量糖分，这正是念珠菌喜爱的"食物"。糖尿病患者平时排尿，如果有少许尿液残留在外阴，会导致念珠菌过度生长，从而诱发念珠菌性阴道炎，也就是常说的霉菌性阴道炎。

阴道炎不是绝症，希望大家不要害怕。

这并不是一句空话，因为夏亚娣等作者在《不同感染性疾病对女性性功能影响的临床研究》一文中指出，包括阴道炎在内的慢性妇科病患者中，45.28% 的人存在焦虑、抑郁状态。焦虑、抑郁等负面情绪会导致机体免疫防御功能下降，引发疾病。

坦然的心态能让人从身到心都强大起来，得了病也不要怕，正确治疗，改变生活方式，一定能跟阴道炎说拜拜！

6 阴道也会出现病变，那该怎么办

在门诊常会出现如下对话。

患者：医生，我感染人乳头状瘤病毒（HPV）导致子宫颈癌前病变，去年已经做过宫颈锥切术，怎么复查还是 HPV 病毒阳性呢？

医生：你瞧，阴道壁上有大片感染病灶，这就是 HPV 病毒持续阳性的原因，如果不治疗也有可能发展成阴道癌！

患者：医生，我反复阴道出血，外院检查子宫颈没问题，宫腔也没问题，按月经不调治疗半年了，还是出血，怎么回事呢？

医生：你左侧阴道壁上有个溃疡，情况有些不妙，需要取组织进行病理检查，才能排除阴道恶性病变！

通常听说子宫颈出现病变，迁延日久则会导致宫颈癌，殊不知，阴道也会发生病变，下面来聊聊那些"深藏不露"的阴道病变。

1. 正常阴道壁应该是怎样的

正常的阴道壁黏膜为淡粉色，有皱襞，无溃疡，无赘生物及囊肿，分泌物呈蛋清样或白色糊状，无腥臭味（图 3-15）。

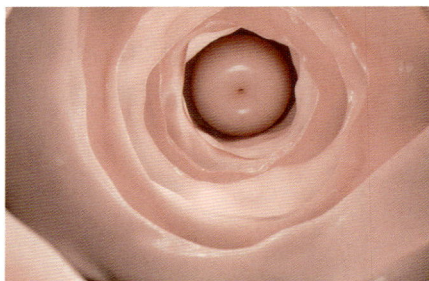

图 3-15　正常阴道壁

2. 什么叫阴道病变

阴道病变又叫阴道上皮内瘤变（vaginal intraepithelial neoplasia，VaIN），是局限于阴道上皮不同程度的不典型增生性改变，多为阴道浸润癌的癌前病变。早在 1952 年，Graham 和 Meigs 首次报道了 3 例因子宫颈原位癌行子宫切除术，术后随访发现阴道原位癌的患者，提出了阴道上皮内瘤变这一概念。迄今为止，VaIN 依然是少见的下生殖道癌前病变，大多在子宫颈病变筛查或因其他指征随访时意外发现。约 10% 的高级别 VaIN 进展为阴道浸润癌。

3. 阴道病变的形成与什么有关

（1）**年龄：**围绝经期的女性易患此病，主要原因是由于绝经后女性缺乏雌激素，阴道上皮细胞增生和角化减少，阴道黏膜变薄，局部抵抗力下降，易被感染。

（2）**高危型 HPV 感染：**阴道上皮细胞发生高级别病变的患者高危型 HPV 感染率高达 80%，其中 HPV-16 是最常见的感染亚型。

（3）**宫颈癌及宫颈鳞状上皮内病变病史：**袁利等作者在《绝经后妇女子宫颈癌前病变的特点分析》一文中指出，有宫颈病变的女性，宫颈病变与阴道病变之间存在一致性（宫颈上皮内瘤变级别增高时，阴道上皮内瘤变级别也会增高），考虑随着年龄的增加，女性阴道鳞状上皮变薄，更容易因性交等导致创伤，从而使 HPV 感染阴道鳞状上皮有关阴道，故宫颈病变容易导致阴道病变。

（4）**放射治疗史：**放疗后阴道上皮萎缩、充血水肿、黏膜抵抗力差，易导致 HPV 感染。

（5）**免疫功能异常：**艾滋病患者感染本病的风险高于普通人群，且易进展为更高级别病变。长期服用免疫抑制剂或进行器官移植的患者，其发病风险明显提高。

（6）**其他因素：**吸烟、过早性行为、多位性伴侣、多次妊娠及流产等因素亦与本病的发生及发展相关。

4. 为什么说阴道病变"深藏不露"呢

相较而言，宫颈病变常见且受重视，窥器张开便可直接暴露子宫颈，而全面阴道壁检查需要转动窥器才能看清四周，如果检查不仔细，容易造成阴道病变漏诊。

有些患者阴道分泌物量多、黏稠，检查时难以祛除，阴道壁溃疡或赘生物等病灶被浓稠的分泌物覆盖，不易被发现。

5. 阴道病变该如何检查，不妨试试阴道的"照妖镜"，小检查有大作用

（1）**什么是阴道镜检查：**所谓阴道镜检查，即在强光源照射下通过阴道镜放大 6～30 倍，直接观察外阴、阴道、子宫颈的上皮病变，发现肉眼看不到的较微小病变，在可疑部位行定位活检，以提高诊断精准率。通俗点讲，就是肉眼看不清楚的病灶放在"超级放大镜"下看，而且这个"超级放大镜"还自带光照功能，医生针对局部细节看得更真切，从而发现问题（图 3-16）。

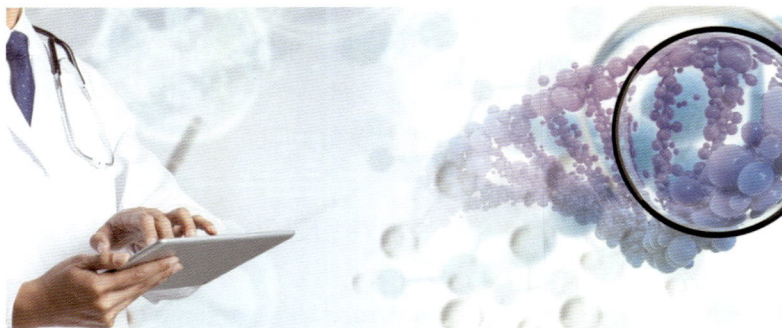

图 3-16　阴道微生物

由于阴道镜检查中需要使用窥阴器暴露子宫颈和阴道，应使用醋酸和碘溶液突显病灶，需要在可疑部位进行活检，每一步操作患者都可能有一定的不适感，所以很多患者对于阴道镜检查感到非常恐惧。

（2）做阴道镜检查到底痛不痛： 阴道镜检查过程中会使用适宜浓度的醋酸和碘溶液，这些液体会引起皮肤黏膜的轻微刺痛感，阴道窥器的扩张会有轻微不适，但这些都在人体可耐受的范围内，大家不必太过紧张。有的患者非常怕痛，要求阴道镜检查使用镇痛剂，因此要根据具体情况来判断。

如果是子宫颈、阴道部位的活检，因这些部位痛觉神经不敏感，那一点点不适其实是不需要局部麻醉的；但如果是阴道口或外阴的活检，因为此处痛觉神经敏感，是需要局部麻醉的，但也不需要住院，在门诊就可以完成！

（3）阴道镜检查需要多长时间： 一般来讲，阴道镜检查需要 20 分钟左右，因为阴道镜检查不仅是观察子宫颈，像阴道穹窿、各处阴道壁、外阴等都要仔细检查。其中阴道壁有很多褶皱，有些病灶就喜欢藏匿在这些褶皱中，因此医生需要将每一处角落充分暴露，才能发现那些容易漏掉的病灶。

（4）阴道镜检查前需要注意什么： 阴道镜检查前应排除生殖器炎症、盆腔炎症。因为阴道镜检查中可能需要取组织进行活检，生殖道炎症会给病毒和细菌可乘之机，增加感染和出血风险。

检查前 24 小时内应避免性生活、阴道冲洗或上药、子宫颈刷片和妇科双合诊；择期阴道镜检查最好约在月经干净的 3 ~ 7天进行，以免影响创口愈合。

绝经后生殖道明显萎缩者，可在医生指导下经阴道局部使用雌激素 2 ~ 3 周后再行检查。

（5）阴道镜检查结束后能正常活动吗： 由于试剂刺激，检查后会有分泌物增多的现象，不用紧张，可以正常生活和运动，过几天会自行好转。

如果检查结束后医生告知阴道内有止血纱块，需要按照医生的嘱咐按时取出，一般为24～48小时，其间一定要避免剧烈运动。

活检后半个月内不能同房，不能坐浴、游泳、泡温泉。如果子宫颈或阴道的病情严重，需要在治疗并复查确定治愈后，才可进行性生活。

（6）阴道镜报告，到底怎么看：阴道镜报告一拿到手，映入眼帘的是鳞柱交界部分可见、醋酸白上皮、镶嵌、点状血管等名词，对没有医学基础的人来说，确实看不太懂，这时患者直接看阴道镜医生对子宫颈、阴道等可疑部位仔细查看后，按照一系列评分标准，给出的诊断建议就行。

诊断建议是宫颈癌，患者患癌的可能性就很高。

诊断建议是正常子宫颈，正常的可能性就很高。

但这往往与医生的经验、主观判断相关联，所以，更准确的结果要依靠金标准——活检。

6. 食疗调护

（1）苦瓜汁（图 3-17）

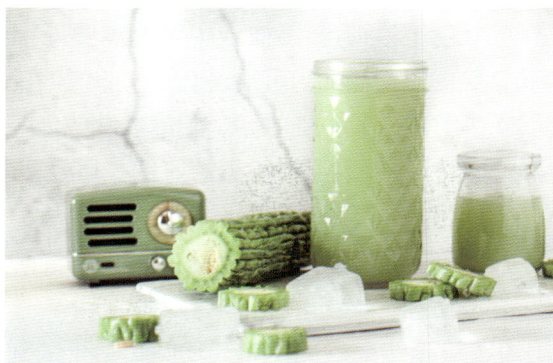

图 3-17　苦瓜汁

材料： 苦瓜 200g（切片），水、盐适量。

制作： 苦瓜泡盐水后，对半切开，把里面的籽清理出来，还有白色的薄膜也要清理干净；切成小片，放入榨汁机中，再加入 250mL 纯净水，怕苦的适量加入蜂蜜。每日 1 次。

功效： 清热解毒。

（2）荔枝核蜜饮（图 3-18）

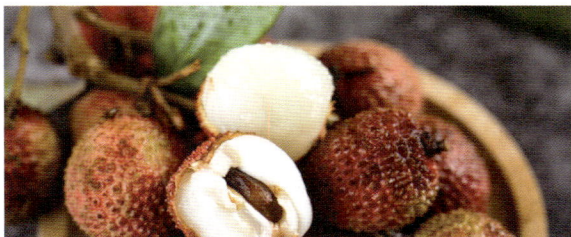

图 3-18　荔枝核

材料： 荔枝核 10g，蜂蜜 20g，水适量。

制作： 荔枝核敲碎后放入砂锅，加水浸泡片刻，煎煮 30 分钟，去渣取汁，趁温热调入蜂蜜，拌和均匀，即可。早晚 2 次分服。

功效： 理气，利湿，镇痛。

（3）青皮红花茶（图 3-19）

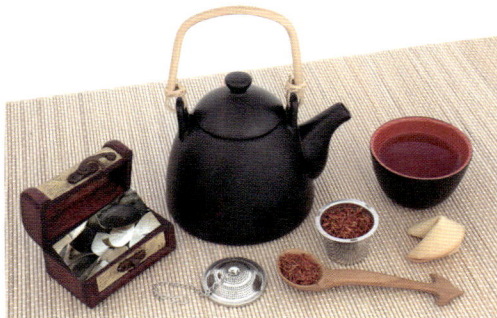

图 3-19　青皮红花茶

材料： 青皮 5g，川红花 5g，水适量。

制作： 青皮晾干后切成丝，与红花同入砂锅，加水浸泡 30 分钟，煎煮 30 分钟，用洁净纱布过滤，去渣，取汁即成。当茶频频饮用，或早晚 2 次分服。

功效： 理气活血。

7. 运动保健小妙招

在接受医院正规治疗的同时，还可以刺激"黄金八穴位"以起到保健补虚的作用。

第一步：叩击头顶百会

百会位置： 百会位于头顶正中线与两耳尖连线的交点处。

操作： 双手手指微曲，指尖部用中度指力交替叩击该穴 20 次。

保健作用： 百会为诸阳之会，是人体六条阳经的交会处，经常叩击可以调节气血、活血通络，也可以起到补养的作用。

第二步：活动颈部，放松肌腱

操作： 包括左右摆头、低头后仰、转头 3 个动作。

（1）左右摆头：右手手指合并，按住左侧头部耳朵上的位置，将头部轻轻摆向右侧方向，心中默念 5 下，相反方向同法。注意摆动头部的力量不宜过大，介于轻中度之间即可。

（2）低头后仰：低头，下颌部尽量靠近前胸，心中默念 5 下；仰头，心中默念 5 下。注意身体放松，脊柱向上自然挺直，仰头时只是头部后仰，身体不要向后仰。

（3）转头：身体自然放松，头慢慢转向左侧，眼睛看向左后方；然后头转向右侧，眼睛看向右后方。这时，颈后方和肩部出现酸胀感，属于正常现象。

保健作用： 坚持颈部锻炼，对改善颈部、肩部的血液循环，缓解肌肉紧张、痉挛和疲劳都有帮助。

第三步：指叩耳周经络

操作： 双手手指微曲并拢，指尖部用中度指力围着耳周顺时针叩击 10 次，再逆时针叩击 10 次。

保健作用： 中医认为耳朵与五脏六腑密切相关，经常刺激耳周经络，能刺激大脑神经，改善血液循环和供氧状况，增强免疫力。

第四步：按摩颈部风池

风池位置： 在耳后颈部凹陷处。

操作： 双手中指按在风池上，顺时针慢慢按摩 10 次，再逆时针慢慢按摩 10 次。

保健作用： 经常按摩风池，能疏通经脉，改善头部血液循环，坚持按摩可以延缓衰老。

第五步：拍打后颈部大椎

大椎位置： 位于后正中线上，第 7 颈椎棘突下凹陷中。

操作： 右手手指指面拍打大椎 10 次，再换左手同法拍打 10 次。

保健作用： 大椎是督脉的腧穴，人体阳气汇聚的重要穴位，是身体经络的十字路口，经常拍打或按摩大椎，可以补养阳气、改善体质。

第六步：叩击胸部膻中

膻中位置： 在胸部前正中线上，平第 4 肋间，两乳头连线的中点。

操作： 双手轻轻握拳，左右手交替叩击胸部膻中，共 20 次。

保健作用： 膻中具有调理气机的作用，可解决因气机不畅引起的不适，坚持按摩这个穴位，可以让人心情舒畅、头部轻松。

第七步：叩击前胸中府

中府位置： 取穴时双手叉腰，锁骨外侧端（肩峰端）下方可见一凹陷，向下一横指处。

操作： 右手轻轻握拳，用拳心叩击左中府 20 次，再换左手叩击右中府 20 次。

保健作用： 这个穴位可以调节肺经，通畅肺气，改善因肺气郁滞引起的各种不适。

第八步：空拳叩击肾俞

肾俞位置： 通过肚脐绕腰部一周，找到和脊椎的交点，左右旁开 1.5 寸（约两个指头的宽度）就是肾俞。

操作： 双手轻轻握拳，用左右手的虎口处交替叩击肾俞，共 20 次。

保健作用： 肾俞在足太阳膀胱经上，具有补肾助阳、调节内分泌、缓解腰痛、降低血压的作用。

7 生完娃后，阴道感觉变松了，该怎么办

1. 阴道松弛的原因

要知道，成年女性阴道壁上有许多"弹性纤维"，支撑着阴道伸缩的弹性。尤其是年轻女性，阴道的弹性是非常好的，连胎儿都可以从阴道分娩出，就很难说会因为男性生殖器尺寸导致"阴道松弛"。通常阴道松弛与妊娠、阴道分娩、年龄增长、雌激素水平下降、肥胖、便秘、长期慢性咳嗽、腹腔压力长期升高、盆底外伤及手术史等因素有关。

2. 阴道松弛的危害

由于阴道口敞开，容易导致细菌入侵，患者会出现不同程度的阴道炎症。

出现不同程度的压力性尿失禁，如跑跳、大笑、打喷嚏或剧烈咳嗽等，导致腹压升高，尿液不自主地从尿道口流出。还可能会出现肛门直肠功能障碍，表现为便秘、排便不净感。

性感受和性生活满意度下降，出现性交不适、性欲降低等。

性生活或运动时可伴有阴吹，或阴道漏气等。

3. 阴道松弛如何调整

盆底肌运动又称凯格尔运动，是迄今为止最简单、易行、安全、有效的盆底康复方法。正确的锻炼方法可以加强薄弱的盆底肌肉力量，增强盆底支撑力，是一项可以进行自主锻炼的运动。盆底肌运动可以用于预防和治疗尿失禁、盆腔脏器脱垂、阴道松弛、性高潮障碍等。

练习体位

凯格尔运动可以采取卧位、坐位、站立位等，可理解为无论何种体位均可练习。当然，应选择最适合自己的练习体位，所谓最适合自己的体位，即在某体位下最能控制盆底肌的收缩与放松。

练习方法

（1）找到盆底肌：通过阻止流动中的尿液（在小便时突然憋住）来找到你的盆底肌。

还可以充分清洁手指，对会阴及肛门周围的肌肉进行按摩，增加盆底肌的感知力，从而找到盆底肌。

（2）训练盆底肌

快肌训练：快速收缩后放松，即收缩一秒放松一秒，收缩20次为1组，每次2组，每天3～4次。

慢肌训练： 收缩保持 5 ~ 10 秒，放松 5 ~ 10 秒为 1 组，收缩与放松时间为 1 : 1，每次练习 10 组，每天 3 ~ 4 次。根据个体盆底肌的力量大小选择收缩的时间，保持不了 5 ~ 10 秒，可以从保持 1 ~ 3 秒开始，循序渐进。

慢肌训练有助于防治轻中度器官脱垂。

注意事项

应当在膀胱是空着的时候进行凯格尔运动，若在膀胱充满尿液的时候进行凯格尔运动，会使你的盆底肌变弱，同时会增加尿路感染的风险。

在放松身体的情况下进行练习，收缩盆底肌时夹大腿、夹臀、收腹都是错误的，除了盆底肌，其他肌肉应处于相对放松的状态。以放松的状态去练习，更容易加强对盆底肌的感知觉。

训练盆底肌不分体位（站立、坐位、卧位）、时间（如刷牙时、喂奶时等）、场地，只要能把意识放在盆底肌即可。想要得到长期的比较稳定的效果，练习要适度、适量、循序渐进、持之以恒。

8 阴道回春术 / 阴道抗衰术，值得去做吗

先说答案：不值得。

现在市面上对于阴道紧缩术有很多美化性的说法，如回春术、抗衰术等，下面我们就来一起了解一下这究竟是什么吧。

阴道紧缩术的原理和光电类面部医疗美容类似，就是用光电设备释放的能量去刺激阴道壁，通过能量破坏并重建阴道组

织，以期达到提升阴道壁弹性、紧致阴道的目的。

原理听起来很合理，但问题是，面部的光电医疗美容治疗，很多是针对色素、红血丝等问题，通过射频能量刺激，使面部胶原蛋白增生，对面部细纹或法令纹在外观上有一定的改善，但远达不到能让皮肤弹性改善的程度。

阴道腔隙本来就大，而且阴道组织原本的伸缩性又很好，所以才能把孩子生出来。射频设备的能量刺激，可以使阴道壁结构发生一些细微的变化，但要达到紧致的程度，则基本不可能。

当然以上纯属推断，是不是有效果还得靠证据说话。虽然与之相关的研究做了不少，有的也说有点用，但这些研究大多样本小而且缺乏对照试验，同时，这些治疗方法如果把能量调得太高还可能导致阴道壁损伤。

美国 FDA 在 2018 年发布了一份声明（FDA Commissioner Scott Gottlieb, M.D.），声明中指出，这些激光和能量设备用于"阴道回春术"，并没有足够的证据支持，且有极大的风险，我们严重关切由此被伤害的女性。2021 年 10 月，Fiona G 等作者在国际著名医学期刊 JAMA 发表的文章 Effect of Fractional Carbon Dioxide Laser vs Sham Treatment on Symptom Severity in Women With Postmenopausal Vaginal Symptoms A Randomized Clinical Trial 中指出，针对绝经后妇女的阴道问题，使用二氧化碳激光做治疗，1 年后评估发现，激光治疗组和假装治疗的对照组没有显著差异。

基于以上现状，目前针对阴道紧缩的治疗并没有明确效果，有风险，花费还不少，因此，应理性远离还在开展这类光电阴道紧致项目的机构。

第三节
卵巢疾病

如果说女人如花，那么卵巢就如根，根好，花才明艳动人、娇俏可爱。对于女性而言，卵巢健康尤为重要。了解"根茎"情况（了解卵巢的功能和状态），才能"因地施肥"，才能及时发现与卵巢相关的生殖健康问题，并及早干预。

卵巢是女性特有的器官，在女性一生中起着举足轻重的作用。然而，在临床中，相较于其他妇科疾病，卵巢问题却往往难以被发现，这主要得从卵巢这个器官的特点说起。卵巢深藏于女性盆腔内，是一对体积很小的椭圆形器官，差不多只有鹌鹑蛋大小。它的主要功能是分泌性激素和排出卵子，对女性的内分泌健康和生育功能起着重要的作用；由于卵巢周围的空间较大，正常大小的卵巢或者小的卵巢的器质性病变通常无法直接从体表触摸到。因此，卵巢功能性病变（如卵巢早衰、卵巢功能减退）多依据临床表现来鉴别，而器质性病变（如卵巢囊肿、卵巢肿瘤）则需要借助超声等检查手段来明确。

因此，本节内容详细介绍了卵巢的功能异常和相关疾病，以及教会大家通过观察月经来检测卵巢功能、评估生育能力，并从保护卵巢功能的方面着手，及时解决生殖障碍问题，呵护女性的生殖健康！

1 卵巢，女性活力的源泉

卵巢是女性活力的源泉，是女性身体最重要的性腺。卵巢作为维系女性美丽、健康的器官，容颜娇艳与否、皮肤白嫩与否、生殖功能正常与否，都与卵巢功能息息相关（图 3-20）。大家对卵巢了解多少呢？一起来看看。

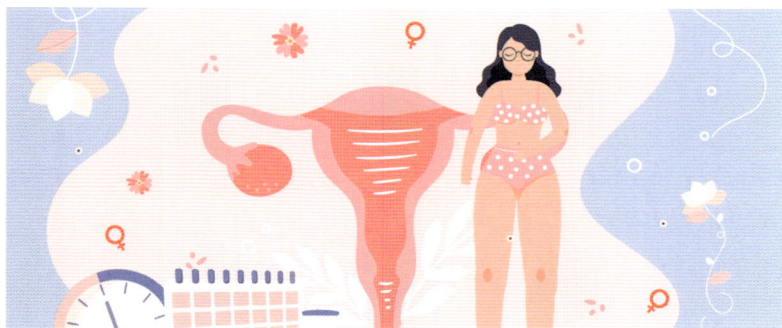

图 3-20　卵巢与女性

1. 分泌功能

卵巢可以分泌雌激素、孕激素、少量雄激素。雌激素主司卵泡发育、促进生殖器官发育、保持第二性征、维持其他性征（皮肤、容貌等），此外还参与代谢。

孕激素的存在主要是负责子宫内膜的周期性变化，让子宫内膜做好受孕准备，同时促进乳腺发育，为产后母乳喂养做好准备。

卵巢的健康程度直接影响女性的健康和美丽。

2. 排卵功能

卵巢还是储存卵细胞的"宝库"，育龄期女性除孕期和哺乳期外，卵巢每个月都会排出珍贵的卵子。

但如果卵巢功能出现问题，致使卵子无法正常排出，则会影响正常受孕。

2 卵巢功能的评估指标

1. 抗米勒管激素（AMH）

最新的卵巢储备功能评估指标之一是抗米勒管激素（AMH）。它存在于所有原始及初始卵泡的颗粒细胞中。大型成熟的卵泡或黄体是不会分泌 AMH 的，因此可以真实反映卵巢内卵子的总数量，且不会因为月经周期而有所波动。

抗米勒管激素（AMH）水平的正常范围为 2.2 ~ 6.8ng/mL。

AMH 水平越高，表示卵巢在未来可供使用的卵子存量越充足；AMH 水平越低，表示卵子存量有限。

2. 促卵泡激素（FSH）

月经周期第 2 ~ 5 天抽血检查促卵泡激素（FSH），可提示卵巢内卵子库存量正常与否。

FSH < 8（IU/L），提示卵子库存量正常。

FSH > 10（IU/L），提示卵子库存量不足。

3. 雌二醇（E_2）

它还有一个充满神秘色彩的别名——动情激素，是卵巢颗粒细胞分泌的女性荷尔蒙，当卵巢颗粒细胞接受 FSH 刺激，会

分泌大量的 E_2。

E_2 的作用为刺激子宫内膜增生，可用来评估卵巢功能，绝经时 E_2 值会下降。

3 卵巢功能下降，会对女性造成哪些不好的影响

1. 生育力下降

主要表现为不孕、受孕困难、易早期流产、反复流产、对 Gn 反应性不良、反复胚胎种植失败等。初期，仍有自然排卵，但每月妊娠概率由正常的 20%～25% 下降为 5%～10%，而且容易发生自然流产和胎儿染色体畸变。

2. 月经紊乱

通常刚开始月经规律，逐渐出现月经紊乱（稀发 / 频发、经期延长 / 缩短、闭经、量少）。

3. 性激素缺乏或波动

其相关症状程度不一，与更年期类似，会出现潮热、出汗等血管舒缩症状，抑郁、焦虑、失眠、记忆力减退等神经 / 精神症状，外阴瘙痒，阴道烧灼、干涩，性交痛和尿痛、尿急、尿频、排尿困难等，但一般症状较轻或不明显。

4 如何养护卵巢，以防止卵巢功能过早衰退

卵巢功能下降是自然规律，但是可以通过一些方式延缓卵巢功能下降的速度。

1. 日常调护

建议大家在最佳受孕年龄生育并且母乳喂养，保持规律、卫生的夫妻生活，避免人工流产，饮食荤素搭配，如平日可摄入适量的维生素 C 和维生素 E、高钙饮食、植物雌激素（如大豆、谷类）以及常吃富含叶酸的食物（如绿色蔬菜）等，还要运动起来。妇科检查建议每年一次，出现月经紊乱及时就医，保证充足的睡眠及保持心情愉悦。远离伤害卵巢的生活习惯，如吸烟、嗜酒、用劣质染发剂等。当然，雌激素的补充要遵医嘱，不可乱补。

2. 食疗调护

为大家推荐以下三款食疗方案，有助于卵巢的调护。

（1）参芪补膏（图 3-21）

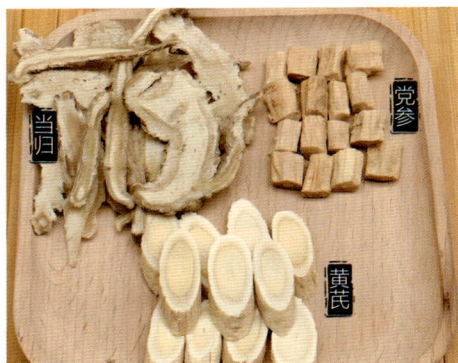

图 3-21　参芪补膏材料：党参、黄芪、当归

材料： 党参 50g，黄芪 100g，当归 30g，水适量。

制作： 前三味加水煎煮两次，去渣取汁，加蜂蜜收膏，每次服 20mL，每天 3 次。

功效： 补气养血。

注意： 血糖值高、湿热体质、阴虚内热体质、发热者不宜服用。

（2）归脾麦片粥（图 3-22）

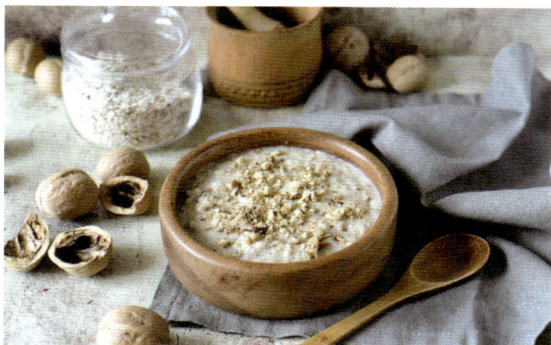

图 3-22　归脾麦片粥

材料： 党参、黄芪各 15g，当归 5g，麦冬 10g，大枣 5 颗，麦片 50g，水适量。

制作： 将党参、黄芪、当归、麦冬 4 味药材放入锅中，加水 5 碗，煮 20 分钟，取汁去渣；再放入麦片、大枣，一起煮成粥，每天吃 2 次。

功效： 健脾补虚。

（3）当归羊肉羹（图 3-23）

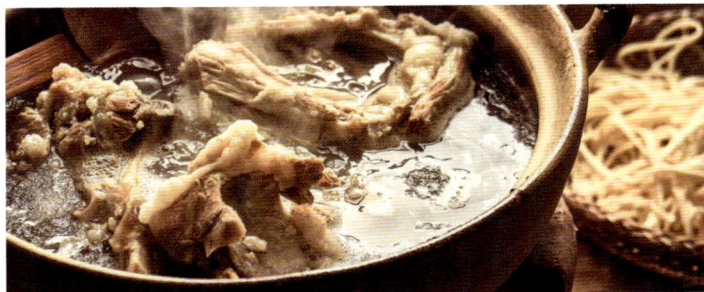

图 3-23　当归羊肉羹

材料： 山羊肉 150g，党参、黄芪各 10g，当归 5g，生姜 5
片，食盐和水适量。

制作： 将党参、黄芪、当归、生姜 4 种食材放入纱布袋，
与洗净的山羊肉块一起放入砂锅，加适量的清水，煨煮至羊肉
烂熟，加入食盐调味，吃肉喝汤。

功效： 温补脾胃，补益气血。

5 频繁美甲、染发，其实伤害的是卵巢

　　和吸烟一样，劣质染发剂以及化妆品中含有的化学物质，例
如苯、汞等，可以通过皮肤黏膜吸收，进入血液循环到达卵巢，
影响卵巢功能，导致卵巢功能减退甚至卵巢早衰。Li Xiao-Long
等作者在文章 *Continuous light exposure influences luteinization*

and luteal function of ovary in ICR mice 中指出，目前市面上的染发剂常由多种化合物混合配制而成，其中含有的抗氧化剂代谢后的化学物质（4- 乙烯环己烯 VCH），是一种有毒物质，长期接触易导致卵巢早衰。

因此，各位美女，剁手之前一定要选定质量过硬、检测合格的产品，避免对我们的身体造成多重伤害。

6 妈妈还来月经，女儿却闭经了，到底该怎么办

24 岁的小丽研究生毕业后开始工作，因为工作压力大，长期熬夜，饮食不规律，已经半年不来月经了，为此，妈妈担心不已，特地带她来医院就诊，一套检查结果出来，医生竟然说她得了卵巢早衰，卵巢功能相当于 50 多岁的绝经女性，这究竟是怎么一回事呢？

1. 卵巢早衰是什么

卵巢早衰，在医学上是指月经初潮年龄正常、第二性征发育正常的女性，在 40 岁以前出现继发性闭经。

血液检查可发现促卵泡激素（FSH）水平增高（间隔 4 周查 2 次，均大于 40IU/L），抗米勒管激素（AMH）和雌激素水平低下，并出现因雌激素低下而引起的与绝经相关的症状，如潮热汗出、失眠健忘、性欲减退等。

必须郑重地提示：卵巢早衰不可逆，只能控制。因此，

尽早发现卵巢早衰，抓紧时间治疗至关重要。

2. 如何判断卵巢早衰

医学上要评估卵巢储备功能，常建议女性在月经来潮的第2～4天到医院抽血查性激素水平，如果发现促卵泡生成素（FSH）水平异常升高（正常 FSH < 10IU/L），如果 FSH > 40IU/L，就要提高警惕了，但也不用太紧张，可以间隔4周后月经来潮第2～4天复查，只有2次检测的 FSH 水平都升高才有诊断意义。

另外，如果时间不凑巧，各位不能在经期时去医院检查，也可以随时去查抗米勒管激素（AMH），这是目前诊断卵巢早衰的参考指标之一。抗米勒管激素是一种糖蛋白激素，不受经期限制，所以任何时候都可以检查。若 AMH < 1.1ng/mL，提示卵巢储备功能下降；若 AMH < 0.2ng/mL，提示有可能很快进入绝经状态。

话虽如此，但估计不少人还是想知道：除了定期监测性激素和 AMH 水平，个人如何在日常生活中，尽早了解到自己的卵巢状况？

3. 卵巢早衰患者的症状

月经异常是首发表现，简单来说，月经紊乱、经期缩短、经量变少而逐渐闭经（少数人表现为突然闭经），是卵巢功能衰退的早期信号。

除此之外，还有一些像长期不孕、全身骨骼疼痛、潮热出汗、性欲减退、阴道干涩疼痛等，都可提示卵巢早衰。

相信了解了这么多，女性朋友都有些害怕，那什么习惯会导致卵巢早衰呢？

4. 易导致卵巢早衰的坏习惯

（1）过度节食或长期吃素，荤素搭配不当：现在很多女性追求骨感美，为了减肥拼命节食。而过度节食极易导致月经紊乱甚至闭经。

雌激素的前体物质是胆固醇，若素食搭配不当，会引起雌激素分泌不足，从而引发卵巢功能衰退。

（2）熬夜：现代人，一边大呼："你熬的不是夜，是命！"一边战战兢兢地熬着最长的夜。可如果长期熬夜，女性的内分泌会发生紊乱。卵巢本来就是一种腺体，能分泌激素，随着内分泌的失调，卵巢也会出现分泌紊乱。

（3）情绪焦虑：生活节奏的加快，使很多人长期处于焦虑状态，"十人九虑"是目前社会压力大的普遍现象，要知道，不良情绪会影响神经内分泌系统，引起月经失调和不易怀孕，同时极易造成卵巢功能过早衰退。

（4）抽烟：如今女性烟民越来越多，吸烟也是发生卵巢早衰的危险因素。一般来说，吸烟女性绝经年龄较非吸烟人群要提前 1～2 年。

（5）滥用紧急避孕药：紧急避孕药被滥用是比较普遍的现象，尤其在年轻女性中，有些人甚至将紧急避孕药当作常规的避孕措施。实际上，紧急避孕药属于抗孕激素制剂或强效孕激素制剂，如果反复使用，会打乱卵巢的正常内分泌功能，严重损害卵巢功能。

7 卵巢保养到底能不能做

1. 卵巢保养真的能保养卵巢吗

现在好多女性为了保持青春活力，非常喜欢去美容院进行"卵巢保养"，而且多数美容院和保健会所都有卵巢保养项目，那么，到底什么是卵巢保养呢？

（1）精油／药物按摩保养卵巢： 时下许多美容院推出的精油按摩卵巢，其原理是通过按摩腹部皮肤，使精油或药物成分渗透至卵巢处，进而达到保养目的。为此掏过钱的女同胞读到下面的内容可能要后悔了，因为人的卵巢处于盆腔深处，这个位置无论如何按摩都摸不到，在正常情况下，常规的妇科检查也难以触碰到卵巢。可以想象一下，从腹部皮肤到卵巢，中间还隔着皮肤、脂肪、筋膜、肌肉、腹膜、肠道、膀胱等组织器官，要想单纯通过按摩将精油或药物穿透过这么多的屏障以保养卵巢，是很难起到作用的。若女性朋友患有卵巢囊肿、输卵管囊肿或盆腹腔肿瘤等，过度揉按有可能会出现囊肿破裂、出血、腹痛等。

（2）热敷、理疗保养卵巢： 有些女同胞做了热敷、理疗之后会觉得挺舒服的，这类方法操作正确的话，能在一定程度上改善局部血液循环，对于原发性痛经、早期的子宫内膜异位症、盆腔炎性后遗症等情况有一定的缓解作用。但女性朋友要明白一个道理，单纯热敷和理疗只能是调治疾患的辅助手段，对于卵巢功能下降或卵巢早衰等并无明显改善作用。必须要在专业医生的指导下，合理运用中医药进行内外合治，才能改善卵巢功能。希望大家别被夸大的功效忽悠了。

（3）保健品保养卵巢： 现代好多女性迷恋服用胶原蛋白，宣称能够滋润肌肤，令肌肤红润有光泽，更有保养卵巢、抗衰老、抗氧化的效果；特别是进入围绝经期或接近绝经期的女性，希望医生通过药物来延缓卵巢衰老，推迟更年期的到来，这种想法是不切合实际的。事实上，胶原蛋白作为一种蛋白质，对于日常蛋白质摄入不足、体形偏瘦的女性来说，能补充蛋白质、增强免疫力，但是对卵巢功能的影响较小。卵巢不同于人体其他器官，从出生起就进入了不断衰退的过程。如果卵巢护理真的有效，真的能让卵巢使用周期延长至 60 年或者 70 年，这就意味着女性七老八十仍有月经，那就违背了人体生理的自然规律，乳腺癌、卵巢癌等患病风险就会随之而来。

2. 食疗调护

（1）熟地枸杞鸡汤（图 3-24）

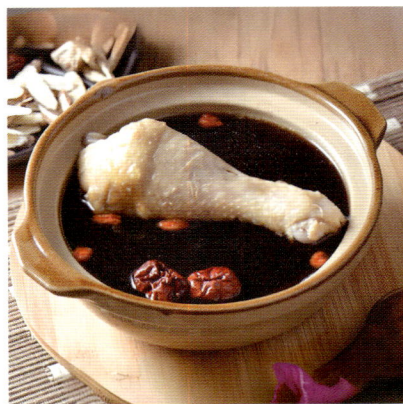

图 3-24　熟地枸杞鸡汤

材料： 熟地黄 15g，茯苓 10g，淮山药 15g，枸杞子 10g，大枣 3 枚，土鸡半只，水适量。

做法： 将洗净的鸡切成大块，放入锅中焯水；与其他食材一起放入煲中，加清水 2 500mL，大火煮沸后，改小火煮 40 分钟，调味即可。

用法： 随餐食用。

养生效果： 熟地黄和枸杞子具有滋补肾精、养肝调经的作用；淮山药能补脾、养肺、补肾，可益气养阴，延缓衰老的效果比较好。俗话说，白色淮山药胜于人参，对高血糖、高血脂和免疫力低下的患者有较好的改善作用；茯苓有健脾养心、安神利湿的作用；土鸡的营养价值很高，有丰富的氨基酸，含有大量对人体健康和保养卵巢不可缺少的微量营养素。这款熟地黄枸杞鸡汤味道鲜美，能补充蛋白质、提高免疫功能、改善血液循环，既补身体又不伤脾胃，对促进卵巢功能恢复有一定帮助，气虚、阳虚、阴虚体质的女性均可饮用。

（2）枸杞桑椹龙眼菊花茶（图 3-25）

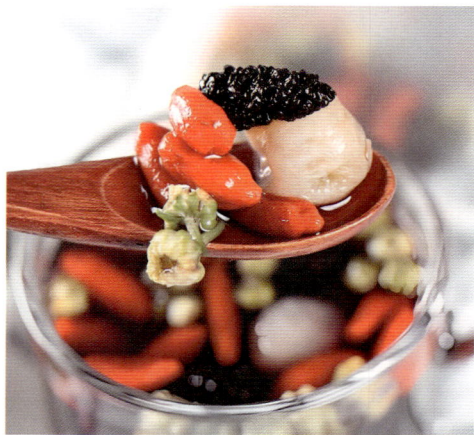

图 3-25　枸杞桑椹龙眼菊花茶

材料： 桑椹 10g，枸杞子 10g，龙眼肉 6 颗，菊花 5g，水适量。

做法： 将这些材料放入保温杯中，加沸水，反复冲泡，频频饮用。

养生效果： 桑椹及枸杞子可以滋养肝肾；龙眼肉有补益心脾、养血安神、缓解疲劳的功效；菊花可清降心火，清肝明目。这款枸杞桑椹龙眼菊花茶对于肝肾阴虚证的卵巢功能衰退患者非常合适，还有镇静、安神、助眠的效果。

（3）肾俞养巢法

穴位： 肾俞。

取穴方法： 以肚脐为起点，绕腰腹一周，找到和脊柱的交点。在这个交点左右旁开两个手指的位置，就是肾俞。左右各有一个穴位。

按摩方法： 双手握拳，在背部肾俞位置，顺时针按摩 60 次，然后再逆时针按摩 60 次，每天坚持 1～2 次。

养生效果： 肾俞在人体的腰背部，属于足太阳膀胱经。在内服中药治疗的基础上，配合按摩这个穴位有助于补益肾气。肾气充足，有助于灌注冲脉、任脉的空杯，从而利于经血的流注。

（4）沐足：杜仲菟丝方

材料： 杜仲 30g，菟丝子 30g，水适量。

做法： 将上述材料放入锅中，加水 5 000mL，武火煮沸后转文火煮 15～20 分钟，倒入沐足桶，待水温合适后沐足。

用法： 水温 40℃为宜，没过小腿 1/3，每晚 1 次，每次 20 分钟。

养生效果： 肾虚之人，用杜仲和菟丝子煎水沐足，能够刺激经络，促进血液循环，有助于调养肝肾。适用于腰酸背痛、双膝无力、足跟疼痛、双眼干涩、睡眠多梦的朋友。

8 反复做试管婴儿，会导致卵巢早衰吗

随着三孩政策的开放，好多大龄妈妈想再要一个宝宝，可是去医院一查，医生说卵巢功能开始下降了，建议尽早做试管婴儿，如此这样，大家就疑惑了，做试管婴儿不是会加速卵巢功能衰退吗？这样不是自相矛盾吗？下面，我们就和大家详细介绍一下。

1. 促排卵并不会造成卵巢早衰

网上关于"做试管婴儿促排卵会导致卵巢早衰，甚至绝经"的传言流传很广，甚至引用数据以加强可信度："女性一生约有400颗卵细胞，本来每月就释放1颗卵细胞，促排卵后一次会取7～8颗卵细胞，那不等于提前'预支'了卵细胞，到最后肯定会'透支'的啊！"

这种说法其实只对了一半，最关键的部分没有说。

我们知道，女性在胎儿期的卵细胞数量可达百万，并且恒定，从出生开始，卵细胞的数量就开始减少。出生时减少至不到100万，出生后到青春期前卵细胞数量继续减少，到更年期后卵细胞便消耗殆尽。育龄期女性每个月经周期开始会有多个卵泡同时发育，同时会有1个卵泡长大，发展为"优势卵泡"，成为卵细胞并排出。那么，其余的卵泡去哪儿了？他们会萎缩、衰退，剩下这些趋于退化的卵泡叫作闭锁卵泡，这是一种正常的生理现象。

正规医院要做的促排卵，只是通过药物将那些本应进入闭锁期的卵泡重新拉回生长队列中，并不会影响卵巢中的卵细胞储备，也不会将原本要排出的卵泡提前排出。换言之，促排卵药会唤醒原来长不大将"闭锁"的卵泡，不会影响到下

个月经周期的优势卵泡，因此促排卵并不影响女性本来的卵细胞库存，更不会导致卵巢早衰。

2. 试管婴儿也不会引发卵巢癌

谣言的底层逻辑是试管婴儿治疗需要进行促排卵，促排卵会让卵巢一直疲于工作，增加发生卵巢癌的机会。

正确的认识是：促排卵的确是试管婴儿治疗中不可或缺的步骤，一定数量的卵细胞会增加优质胚胎形成的概率。

促排卵的目的是获取好的胚胎进行移植，如果患者把所有可用胚胎都用完了还没怀孕，则需考虑再次促排卵。

经过几个月的休息，卵巢多已恢复正常。对于多次促排卵的患者而言，具体采取哪种方案再进行促排卵，医生会根据既往促排卵的反应性、优胚数、妊娠情况、促排次数做综合判断。目前，循证医学没有证据显示卵巢癌与试管婴儿促排卵之间有直接的关系。

总之，谣言止于智者，希望大家理性看待辅助生殖技术，也不要被别人的三言两语吓到，如果真的需要辅助生殖技术助孕，还是要尽早做。

9 卵泡少了怕早衰，那卵泡是不是越多越好啊

看了前面的内容，大家都基本了解了，卵泡少了容易早衰，相信很多姐妹要问了，那就让卵泡多点，多了就不会早衰

了吧，可以青春永驻了吧？其实不然，卵泡太多也不好，比如有一种病叫作多囊卵巢综合征，即在 B 超下可见卵巢内有好多小卵泡，所以很多人觉得卵泡多就比别人消耗得慢，卵巢不会早衰。但是，多囊卵巢综合征是因为卵泡发育障碍，也就是卵泡不长了，B 超下才会看到很多卵泡，这些卵泡不会一直停留在这里，经过一段时间就会自己"凋亡"。

与多囊卵巢综合征患者相比，正常人可能一个周期只有 8 到 10 个卵泡同时发育，但多囊卵巢综合征患者可能会有十几个卵泡同时发育，卵泡会比别人消耗得更快，所以，多囊卵巢综合征患者会更容易出现卵巢早衰。

10 多毛、肥胖、月经不调、爱长痘，竟然是患了多囊卵巢综合征

多毛、肥胖、月经不调、爱长痘，这些症状令年轻的姑娘小杨苦恼不已，一番检查下来，医生竟然诊断为多囊卵巢综合征（PCOS）（图 3-26）。小杨慌了，"医生，那我该怎么办？治疗是选中药还是西药啊？听说 PCOS 不好怀孕，那我还能怀孕吗？"确实，临床发现，PCOS 是一种偏爱年轻姑娘的疾病，这到底是为什么呢？下面就详细说一说。

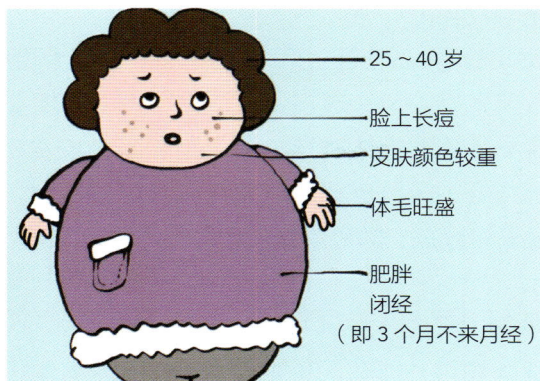

图 3-26　多囊卵巢综合征

1. 如何确诊 PCOS

月经失调是第一诊断标准。按照目前中国的 PCOS 诊断标准，可以理解如下。

第一个诊断标准是月经失调（月经稀发、闭经或者不规则子宫出血等），也就是说如果每个月来月经，而且是有排卵的月经，并不能诊断为 PCOS。

第二个诊断标准是高雄激素血症，内分泌激素检测显示高雄激素血症，或者有高雄激素的临床表现，例如多毛、痤疮。

第三个诊断标准是妇科超声检查显示卵巢呈多囊改变。

其中月经失调是诊断必不可少的项目。而高雄激素血症和妇科超声检查的多囊改变，两项只要具备一项，且排除了其他疾病，就可以诊断为 PCOS 了，请各位姑娘谨慎对号入座。

2. 哪些人容易得 PCOS

现在 PCOS 的病因并没有完全弄清楚，目前大致原因主要有两点。

（1）遗传：如果母亲患有 PCOS，那么女儿患 PCOS 的概率要高于正常人群。

（2）环境作用： 随着生活水平提高，人吃得更好了，肥胖、代谢异常的姑娘越来越多，所以肥胖型 PCOS 要比以前更多。尤其是一些青春期的女孩，父母担心其生长发育过程中缺营养，不能很好地控制孩子的饮食摄入，导致肥胖，进一步可能会发生胰岛素抵抗，胰岛素抵抗可能会导致 PCOS。

3. 该如何治疗 PCOS 呢？选择中医治疗还是西医治疗呢

无论肥胖与否，或有无生育要求，PCOS 患者均应调整生活方式，包括饮食、运动和行为干预等。

饮食主要从控制总能量摄入和饮食结构合理化入手。简而言之，就是吃得少、吃得好，多种营养均衡摄入。

运动主要提倡进行有氧运动，如跑步、跳绳、游泳等，运动可以帮助恢复排卵。多囊卵巢综合征诊治路径专家共识编写组编写的《多囊卵巢综合征诊治路径专家共识》指出，多囊患者体重降低 5%～10%，80% 以上的患者都可以恢复排卵以及月经。

戒烟、戒酒和心理调整能纠正不良的生活习惯，对于巩固饮食及运动疗法的效果、防止体重反弹有重要作用。

除此之外，便是药物治疗。

在调理月经方面，西医有激素类药物，中医也有非常好的药方。如果要降雄激素，口服避孕药、个体化的中西医结合治疗会有很好的效果。而对于代谢异常的 PCOS，如果形体偏胖，中医的很多食疗、药方都是可以帮助调整代谢的。

11 得了多囊卵巢综合征，还能怀孕吗

PCOS 患者经过正规治疗，绝大部分患者都是可以怀孕的。

多囊卵巢综合征属于排卵障碍的一种疾病，部分多囊卵巢综合征患者有稀发排卵，所以 30%～40% 的人是可以自然怀孕的，即便不能自然怀孕，绝大部分女性经过治疗也可以恢复排卵功能，有受孕的希望。

不过，由于多囊卵巢综合征患者存在激素紊乱和代谢失调，影响促排卵和受孕的成功率，而且怀孕后患妊娠糖尿病及先兆子痫的风险增加，所以，多囊卵巢综合征患者最好备孕时做好激素和代谢的检查评估，若存在异常先进行预治疗，之后再促排卵助孕。

也有人说："我便是 PCOS 患者，没有治疗就怀上了。"那也别心存侥幸。胚胎在身体内的稳定需要依靠正常的内分泌和代谢功能维系。PCOS 患者成功怀孕后可能也会遭遇胚胎停育、自然流产、早产、妊娠糖尿病、妊娠高血压等近期危害，所以，在妊娠期间要做好保胎工作。

12 多囊卵巢综合征患者需要长期管理和治疗吗

作为影响女性一生的内分泌和代谢性疾病，多囊卵巢综合征患者需要长期管理和治疗。长期管理的近期目标是调整月经

周期，治疗多毛、痤疮，控制体重，辅助生殖；远期目标是保护子宫内膜，预防子宫内膜癌，预防糖尿病、心血管疾病等。

目前公认，改变生活方式是治疗多囊卵巢综合征最有效和最安全的方式。多囊卵巢综合征患者如果重视调整生活方式，坚持锻炼，注意饮食，有些仅通过减轻体重就能自行恢复排卵，正常怀孕。所以，调整生活方式是多囊卵巢综合征患者治疗的关键。

（1）控制体重： 肥胖的多囊卵巢综合征患者若在半年内能减轻体重的 10% 左右，那 40% ~ 50% 的人能自行恢复月经，也能正常怀孕，因此控制体重是多囊卵巢综合征患者改善生活方式的首要目标。

（2）饮食调理： 多囊卵巢综合征患者要在控制总热量的前提下，优化饮食结构，多吃杂粮、蔬菜、水果、高营养低热量的食物；保持饮食清淡，不要吃过腻、过咸、过甜的食物；规律饮食、按时进餐，不暴饮暴食；可根据情况适当补充钙和维生素制剂。

（3）坚持运动： 无论是对肥胖患者还是非肥胖患者，运动都有十分重要的作用。多囊卵巢综合征患者多数有胰岛素抵抗的代谢问题，容易出现血糖、血脂紊乱，坚持运动可以帮助控制血糖、血脂、血压。运动不光有助于降低体重，还可改善代谢，减轻胰岛素抵抗，预防糖尿病和心血管疾病，降低雄激素水平，可改善内分泌，使月经趋于规律，预防子宫内膜癌。

13 体检发现卵巢囊肿，要手术吗

卵巢囊肿是妇科中最常见的问题之一（图 3-27）。不少女性平时也没什么不舒服，只是在常规的妇科超声检查时偶然发现卵巢囊肿的踪迹。原本看到"囊肿"两个字已经够慌了，结果自己上网一查，更是害怕——有说没事的，有说会癌变的，还有说会导致不孕不育的！卵巢囊肿究竟是怎么回事？这就要从它的"戏精"本色说起。

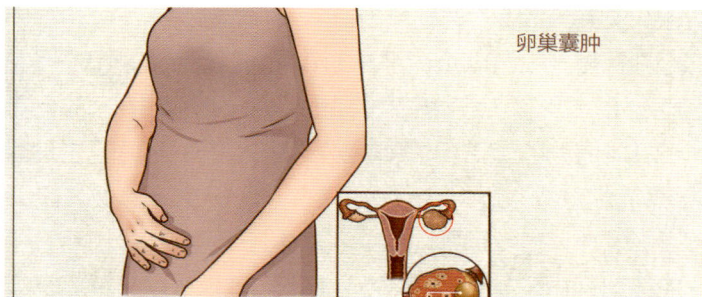

图 3-27　卵巢囊肿

1. 卵巢囊肿的"戏精"本色

"戏精"卵巢囊肿的种类繁多，在妇科超声检查下实际是一种卵巢内部或表面形成的囊状结构，统称为卵巢囊肿，这种影像上的改变并非一定与肿瘤相关，也不能称之为疾病，其实质千变万化。

简单来说，卵巢囊肿可以分为生理性囊肿和病理性囊肿两大类；再细分的话，生理性囊肿比较多见的有卵泡囊肿和黄体囊肿，病理性囊肿常见的有畸胎瘤、囊腺瘤和子宫内膜异位囊肿以及交界性肿瘤、恶性卵巢癌。

2. 卵巢囊肿，到底是良性还是恶性

正如上文所说，由于超声检查时显示的是影像，所以很多时候并不能判断囊肿的性质，还需要进一步随访或检查才能判断。在超声检查的同时，还可以检查肿瘤标志物。当对囊肿的性质做了初步判断后，医生便可以对号入座看看如何处理。若提示有癌变风险，一般建议手术治疗。而良性囊肿处理方法则各不相同。

（1）卵泡囊肿： 当女性内分泌功能紊乱时，卵泡会发育不成熟，或成熟后不排卵，所以青春期少女和围绝经期女性容易出现卵泡囊肿。并且，由于卵泡持续分泌雌激素，还可能引发子宫内膜增生、阴道不规则流血等。

这种情况一般可以观察 2 ~ 3 个月，在月经的第 5 ~ 7 天进行超声检查，卵巢生理性囊肿的大小一般情况下不会超过 5cm，如果超声检查发现囊肿自行消退，多数属于生理性囊肿，无须治疗。

（2）黄体囊肿： 黄体囊肿多发生于月经周期的后段（第 14 ~ 28 天），由于这种囊肿会持续分泌孕激素，可能导致月经推迟。

一般来说，黄体囊肿会自行消退。但极少数会发生破裂，引发下腹疼痛和盆腔内出血，此时需要及时就医，根据严重程度来决定采取保守治疗或手术治疗。

（3）卵巢畸胎瘤： 卵巢畸胎瘤的病因和发病机制至今不明，患者往往没有明显的临床症状。95% 以上为良性的成熟性畸胎瘤，超声检查图像具有特征性，诊断比较明确，以手术切除治疗为主。

（4）卵巢囊腺瘤： 卵巢囊腺瘤的发生、发展机制不明确，绝大多数属于良性病变，患者早期往往没有明显的临床症状，晚期由于卵巢囊腺瘤生长较大，可引起压迫症状，患者可出现

腹胀、腹痛、小便不畅，甚至在腹部能摸到肿块。

（5）卵巢子宫内膜样囊肿：卵巢子宫内膜样囊肿的发生可能与经血逆流、淋巴扩散及静脉扩张等因素相关。它主要会引发痛经、月经失调等，血清糖类抗原125（CA125）水平常轻度升高。随着病情进展，还可能出现不孕、囊肿破裂等并发症，且有恶变的风险。虽然可以通过药物减缓其生长速度，但是最终仍可能需要进行手术治疗。

3. 卵巢囊肿的破坏力

虽然卵巢囊肿是良性的妇科肿瘤，但不代表它"不厉害"，相反，有时候它的破坏力还是很惊人的。

（1）卵巢囊肿破裂：若卵巢囊肿生长过快，或腹部受重击、分娩、性交等因素影响，可能会造成卵巢囊肿破裂。此时患者将出现腹痛，若不及时治疗则会出现腹腔大出血甚至休克。

（2）卵巢囊肿蒂扭转：好发于中等大小、活动度良好、重心偏于一侧的卵巢囊肿。常在患者突然改变体位或妊娠期子宫位置改变时发生。症状为突发一侧下腹部剧烈疼痛，伴有恶心呕吐甚至休克。

（3）恶变：卵巢囊肿也有一定的恶变概率，麻烦的是恶变早期患者没有明显的症状，不易被发现。如果卵巢囊肿生长迅速，超声或肿瘤标志物增高提示恶性可能，应尽早手术。

由于"戏精"卵巢囊肿善于隐匿和伪装，女性朋友务必定期体检，做到早发现、早治疗。

14 经前同房，腹痛剧烈，说是黄体破裂，竟然要住院

1. 黄体破裂时患者有哪些症状

（1）**腹痛：** 黄体破裂是妇科急腹症之一，腹痛是其典型症状。

（2）**出血：** 黄体表面的毛细血管会因破裂而出血，若受影响的血管越多，那么出血量会越多，血管破损处无法自愈。

（3）**全身不适：** 持续性腹痛伴随出血，女性可逐渐出现头晕、乏力、心悸等症状。一些女性还会伴随恶心、呕吐、肛门坠胀等症状。严重的患者甚至出现休克。

2. 什么情况会导致黄体破裂

黄体破裂经常发生于卵巢功能旺盛的女性，也就是 14～30 岁的年轻女性。所以也被称为"青春病"，年轻男女们很有必要了解一下。造成黄体破裂的原因有很多，它可能会自己破裂，也可能会因受外力而破裂。

（1）**黄体太大：** 发育成熟的黄体直径在 2～5cm，有些较大的黄体直径可以达到 8～9cm。如果黄体的个头太大，表面又非常脆弱，承受不住压力就会自己破裂。

值得注意的是，如果女性在"大姨妈"前感到异常腹痛，有可能是黄体破裂了。

（2）**憋尿：** 过度憋尿会导致腹腔压力增大，导致黄体破裂。

（3）**同房用力不当：** 若女性下腹受到强烈冲击，也会导致黄体破裂。

这种情况下女性表现为一侧下腹突然剧痛，短时间内蔓延

至整个腹部，并出现持续性坠痛。肛门有坠胀感、大小便频繁，阴道无出血或少量出血。严重者有头晕呕吐、面色苍白、心慌甚至晕厥、休克等表现。

（4）黄体期剧烈运动：女性在黄体期剧烈跳跃或跑动，或者过度挤压腹部，也会使腹腔内压力突然升高，导致成熟的黄体破裂。另外，还有一些女性甚至在咳嗽、排便用力时也可能发生黄体破裂，真是防不胜防。

对于女性朋友来说，平时多进行适当的体育锻炼，加强体质，避免运动过猛导致机体不适应。在"大姨妈"来之前的一两个礼拜，要多注意自我保护，不要进行剧烈的体育运动，尤其不要负重等。如果有咳嗽、习惯性便秘等易导致腹压升高的情况，更要引起注意。黄体期同房，也要多加注意。如果是在月经前一两周同房后或剧烈活动后出现下腹剧痛，以及不明原因的腹痛，一定要警惕，及时就诊。

15 被诊断为卵巢子宫内膜异位症，是吃巧克力导致的吗

卵巢子宫内膜异位症又称巧克力囊肿。因为卵巢内可见陈旧性血液凝聚，形成咖啡色黏稠液体，似巧克力样，俗称卵巢巧克力囊肿。

在育龄女性中该病的发病率是 10%～15%，而其中因此导致不孕的比例高达 50.9%。手术治疗后的患者若不加以干预，五年累计复发率近 50%，绝经前恶变率约为 1%，绝经后的恶变

率为 1% ～2.5%。

巧克力囊肿是一种常见的良性疾病，是子宫内膜异位在卵巢上形成的囊肿，下面就来了解一些具体情况。

1. 这个小囊肿到底要不要手术

（1）**选择手术可能会破坏卵巢功能：** 巧克力囊肿患者如果选择手术，首选的手术方式是腹腔镜下卵巢囊肿剥除术。Motan T 等作者在 *Guideline No. 435: Minimally Invasive Surgery in Fertility Therapy* 一文中指出，巧克力囊肿本身会对卵巢组织造成损害，从而影响卵巢的储备功能，而手术过程中形成的创伤、电凝等都有可能会进一步损伤卵巢的功能。由于巧克力囊肿形成的特殊性，无论多么精细的手术，都有可能造成一部分正常的卵巢组织随着囊肿被剥离，从而导致卵巢功能的进一步受损。反复手术更容易导致卵巢组织被破坏，有一些患者就是再次手术之后，出现卵巢早衰的。

（2）**手术后 50% 的人还会复发：** 手术后如果不用药物干预，5 年内有 50% 左右的累积复发率。巧克力囊肿发生的病因没有改变，比如经血逆流、免疫异常等，或者因为适合巧克力囊肿发生的体内环境没有改变，即使做了手术、切除病灶，只要卵巢还有功能，巧克力囊肿就有可能卷土重来。

在随访观察的过程中，巧克力囊肿可能在月经前后出现自发破裂，患者会突然出现严重腹痛，导致妇科急腹症，需要接受急诊手术。此时，囊肿周围多伴有严重的炎性反应，手术不容易将囊肿剥除干净，同时，也可能破坏更多的、正常的卵巢组织。

此外，如开头所言，巧克力囊肿虽然发生概率比较低，但仍然有可能发生恶变。

2. 应该如何治疗巧克力囊肿呢

（1）当超声检查提示患者为典型的巧克力囊肿，且未经过正规的药物治疗时： 如果患者年龄 ≤ 40 岁，囊肿 ≤ 5cm，可以尝试采用药物保守治疗并定期随访检查。复方短效口服避孕药是药物治疗的优先选择。当药物治疗无法控制疼痛症状，或者囊肿持续变大，或者有恶变倾向时，需要考虑手术治疗，患者可以根据病情，在医生指导下选择腹腔镜下的微创手术。

（2）巧克力囊肿造成不孕症如何治疗： 腹腔镜手术可以提高患者的生育概率。尤其是引起盆腔严重粘连的巧克力囊肿，患者自然怀孕的概率非常低，但如果不孕问题在手术后仍无法解决，可能需要借助辅助生育技术完成生育。

（3）如果囊肿 > 5cm： 即便患者没有疼痛或者不孕，如果经过充分的观察和药物治疗，在排除生理性囊肿和炎性肿块后，囊肿不缩小可以考虑手术。当然，这要结合患者的年龄、生育需求和卵巢储备能力来综合考虑。其实，比囊肿直径更重要的一个影响手术的因素是囊肿的生长速度。

建议每 3～6 个月进行一次超声检查，了解囊肿的生长速度，如果长得比较快，可能要考虑手术。

16 卵巢癌竟然可以提前预防

作为女性应该如何预防卵巢癌（图 3-28）？《中国家族遗传性肿瘤临床诊疗专家共识（2021 年版）（2）——家族遗传性卵巢癌》中指出，普通女性一生中患卵巢癌的风险仅为 1% 左右。但这并不是概率问题，一旦患病，就是 100%。卵巢癌的致死率高，早期基本没有症状，比较难在早期发现。且无论是 CA125、阴道超声检查还是二者联合，均不能达到满意的筛查效果。Hu C 等作者在 *A Population-Based Study of Genes Previously Implicated in Breast Cancer* 一文中指出，一项涉及 29 700 个家庭的研究显示，各个国家乳腺癌或卵巢癌患者基因突变率最高的基因是乳腺癌相关基因 1（*BRCA1*）和乳腺癌相关基因 2（*BRCA2*）。如果直系亲属有乳腺癌病史，建议做基因检测，检查是否携带 *BRCA*。《卵巢癌诊疗规范》（2018 年版）指出 *BRCA1* 和 *BRCA2* 胚系突变携带者一生中卵巢癌的发生风险分别为 54% 和 23%，是卵巢癌的高危人群。因此，*BRCA* 突变携带者在未完成生育前，推荐从 30～35 岁定期进行盆腔检查、血CA125 和阴道超声检查的联合筛查。

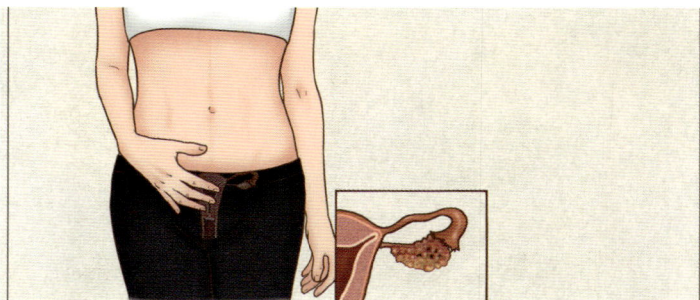

图 3-28　卵巢癌

肿瘤标志物： CA125 是最常用的卵巢癌标志物，尤其是卵巢浆液性癌的首选肿瘤标志物。在绝经后人群中应用价值高。人附睾蛋白 4（HE4）是近 10 年来应用于临床的肿瘤标志物，对卵巢癌的特异度高，且不受月经周期及绝经状态影响。

超声检查： 超声检查是卵巢癌筛查的首要检查方法，可明确卵巢有无肿块，也可初步判断卵巢肿块的良恶性。

及时诊治： 许多人并不重视盆腔的疼痛，也不会自己检查是否有盆腔包块。即便出现腹水，也以为是长胖了而已。还有一些人，即便医生已经诊断提示需要住院治疗，她们依然认为不可能发生在自己身上，往往一拖再拖，耽误了治疗的时机。

第四节
子宫疾病

子宫，顾名思义，是胎儿居住的"宫殿"，是孕育生命的场所。它位于女性盆腔深部，四周被骨盆保护着，形状像一个倒放的鸭梨。简单来说，子宫有两项重要功能：一项是"传宗接代"，另一项则是产生月经。

作为女性最重要的器官之一，子宫分为子宫体、子宫颈，和位于子宫腔里的子宫内膜，在本节内容中，我们希望帮助大家通过观察自己的月经、白带来识别子宫的疾病；如您的月经突然变得很多，或者变得很少，又或者月经天数拉得特别长，这可能是子宫生病了；月经量变多，经期延长，可能是子宫内膜增生，剖宫产切口憩室或者子宫内膜息肉；月经量变少、点滴干净可能是子宫内膜菲薄、子宫粘连；若痛经逐渐加重、月经过多也可能是子宫肌瘤、子宫腺肌病；更严重的情况，如绝经后出血、长期不规则的阴道排液，则有可能是子宫颈或子宫内膜出现肿瘤了。正常的白带是无色、无味、透明的，当白带颜色变成黄色、绿色或者伴有血丝，同时白带量增多、白带伴有恶臭味时，就说明身体有了炎症，子宫可能出现了问题；希望能通过科普，帮助大家及早发现子宫颈、子宫等处是否存在问题。最后，重点提醒的是，女性朋友们应定期体检，积极干预，更好地呵护自己的子宫，永远健康、美丽！

1 宫颈柱状上皮异位（曾称宫颈糜烂）不是病，那宫颈肥大算病吗

近年来，子宫颈疾病成为威胁女性健康的问题之一（图 3-29），宫颈肥大发病率逐年上升，甚至影响着女性的健康与生活质量。究竟宫颈肥大有哪些危害？日常又应该如何防治呢？

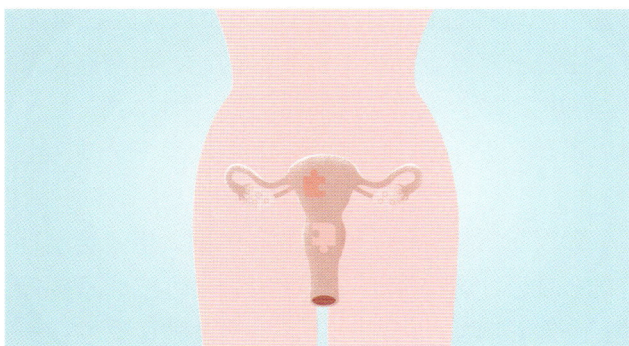

图 3-29　女性子宫

1. 宫颈肥大是怎么回事呢

宫颈肥大是慢性子宫颈炎症中的一种，因炎症长期刺激，促使子宫颈水肿充血，或因子宫颈腺体黏液潴留引起肥大。

一般而言，患有慢性妇科炎症、盆腔淤血、卵巢功能障碍，或者已经孕育分娩过几次孩子的女性均属于宫颈肥大的高危人群。

2. 宫颈肥大患者有哪些症状呢

（1）白带增多：宫颈肥大患者的典型症状是白带增多。急性宫颈炎患者白带呈脓性，伴下腹及腰骶部坠痛，或有尿频、

尿急、尿痛等膀胱刺激征。慢性宫颈炎患者白带呈乳白色黏液状，或淡黄色脓液状。

（2）子宫颈充血水肿： 子宫颈急性炎症时可见充血水肿或糜烂，有脓性分泌物自子宫颈管排出，触诊子宫颈有疼痛感。子宫颈慢性炎症时可见不同程度的糜烂、肥大、息肉、腺体囊肿、外翻等，或见子宫颈口有脓性分泌物，触诊子宫颈较硬。如为宫颈柱状上皮异位或宫颈息肉，可有接触性出血。

（3）性生活出血： 重度宫颈柱状上皮异位或有宫颈息肉时，患者可出现血性白带、性生活后出血。轻者可无全身症状，当炎症沿子宫骶骨韧带扩散到盆腔时，可有腰骶部疼痛、下腹部坠胀感及痛经等，每于排便、性生活时加重。

（4）不孕： 黏稠脓性的白带不利于精子穿过，也可引起不孕。

（5）影响正常的生活： 严重的宫颈肥大患者会出现血性白带、性交出血等，这些症状不仅会影响女性的心理健康，在一定程度上也会影响女性的正常生活，因此建议女性在患有宫颈肥大时一定要及时到医院进行治疗。

（6）诱发宫颈癌的风险： 宫颈肥大长期伴有如上症状者，没有得到及时治疗的话，就会导致病情加重，有可能会诱发宫颈癌。

3. 宫颈肥大该如何治疗和预防呢

（1）治疗方法： 普通的宫颈肥大不需要特殊治疗，但伴有糜烂的宫颈肥大就应当及时采取治疗措施，可以通过物理治疗、中药疗法以及食疗等方法进行治疗。

（2）预防措施： 首先要选择棉质内裤，养成勤换内裤的习惯，可有效降低外界病原体感染的概率；当然，个人卫生也要注意，洗澡时尽量采取淋浴方式，各种用途的毛巾要有明确分类，并定期暴晒杀菌。

其次，节制性生活，尤其是阴道炎、宫颈肥大的患者。性生活过程会刺激并引发感染，产后女性则应保证营养充足，适当运动，避免或减少盆腔淤血，降低宫颈肥大概率。

2 子宫颈长了纳氏囊肿，要处理吗

门诊常常遇到拿着超声检查单来咨询的患者，一看是"纳氏囊肿"，囊肿两字就很吓人，还长在子宫颈上，更是让许多"小仙女"手足无措，那到底该怎么办呢？

1. 什么是宫颈纳氏囊肿

宫颈纳氏囊肿又称宫颈腺囊肿，同宫颈柱状上皮异位、宫颈息肉一样，是慢性宫颈炎常见的一种表现。

宫颈柱状上皮异位愈合过程中，新生的鳞状上皮覆盖子宫颈腺管口或伸入腺管，将腺管口阻塞；腺管周围的结缔组织增生或瘢痕形成压迫腺管，使腺管变窄甚至阻塞，腺体分泌物流出受阻，滞留形成的囊肿叫宫颈纳氏囊肿。

宫颈纳氏囊肿的大小不等，小的仅有小米粒大，大的有玉米粒大，甚至个别有葡萄粒大。呈青白色，比较分散，可以是单个的，也可以是多个的，就像枣馒头上的枣儿一样。

2. 宫颈纳氏囊肿需要治疗吗

一般不需要。

若仅有囊肿，单个或多发；或者囊肿较小；或者患者没有任何不适症状，一般不需要处理，只需要定期检查便可。但如果发现囊肿生长速度较快或者数目较多、体积较大时，就需要治疗，一般可以选择局部冷冻或者激光手术，也可以做宫颈环形电切术等。

3. 宫颈纳氏囊肿有啥危害？和宫颈癌有关系吗

大家不必惊慌，宫颈纳氏囊肿一般没啥危害，也和宫颈癌没关系。

宫颈癌主要跟人乳头状瘤病毒（HPV）的感染有关系。当人体免疫力低下，持续的高危型 HPV 感染会导致子宫颈的癌前病变，甚至会发生宫颈癌。

3 子宫颈长了息肉，要不要治疗

宫颈息肉是一种子宫颈或子宫颈管的良性赘生物。大多数患者没有明显的症状，部分患者临床表现为白带过多，月经期间或性交后出血等。

一般来说，发现宫颈息肉，只需要摘除就可以了。摘除宫颈息肉的手术大多是在门诊就可以完成的小手术。子宫颈没有痛觉神经，手术时甚至无需麻醉。医生只要找到宫颈息肉的根部，用特制的长柄钳夹断取出宫颈息肉即可。不过，为了进一步明确诊断，也是怕万一宫颈息肉内有恶性病变，取出的宫颈息肉一般需要常规进行病理检验，通过显微镜观察组织细胞形态完成最终的也是最可靠的诊断。有时候医生还会用电刀轻轻烧灼一下宫颈息肉的断端，不仅可以帮助止血，也能降低以后复发的风险。

4 子宫颈感染了 HPV，还需要接种疫苗吗？还能生孩子吗

有不少女性体检查出了 HPV 阳性，于是满心忧愁，各种担心，"到底啥是 HPV？""我平时挺注意卫生的，怎么会感染这个？""我得了这个，老公会不会有事啊？""它到底是什么病毒呀？""听说感染 HPV 就会得宫颈癌？""我还需要接种 HPV 疫苗吗？""我还没结婚，以后还能生孩子吗？"，接下来我们就和大家详细说一说。

1. HPV 是什么

HPV 是人乳头状瘤病毒（human papilloma virus）的英文缩写，顾名思义，它首先是一种病毒，主要可引起寻常疣和外阴尖锐湿疣（又称生殖器疣），更是导致宫颈癌的罪魁祸首。

2. 感染 HPV 的途径

要知道，发生性行为的确是感染 HPV 的主要方式，但是，HPV 也可以通过间接接触、母婴和血液等方式传播。Chesson HW 等作者在 *The estimated lifetime probability of acquiring human papillomavirus in the United States* 一文中研究发现，有八成的女性一生中都感染过 HPV！说到这里，很多人慌了，这么高的感染率，真是细思极恐啊！但要明白，感染 HPV，不代表"水性杨花"，也并不一定是由于私生活不检点导致的。HPV 只是一种感染率很高的病毒而已。

3. HPV 是如何在人体内发展的

HPV 要想发挥作用，必须得先进入细胞内，脱掉蛋白质外壳，找到细胞核的程序错误（bug）并入侵其中，然后，在上皮细胞中无休止地自我复制，再派出新复制出来的病毒占领上皮细胞，不断"传宗接代"。

4. 感染了 HPV 就一定会得宫颈癌吗

答案是：不！不！不！

《人乳头瘤病毒（HPV）感染 - 传染病 - MSD 诊疗手册（专业版）》中指出，95% 以上的 HPV 感染会在 2 年内自行消退，HPV 将成为人生中的过客，因为人体有强大的免疫系统，大部分 HPV 都会被神不知鬼不觉地扫地出门，只有少部分免疫功能较弱的女性无法靠自身消除 HPV。就是说，需要长时间的持续感染，才会有诱发宫颈癌的可能，而从感染 HPV 到发展为宫颈癌的时间，是 8～12 年。

因此，虽然感染 HPV 和宫颈癌有着密切的关系，但感染 HPV 并不等同于会得宫颈癌。俗话说"柿子挑软的捏"，一旦 HPV 这"无赖"看人体干不掉它，就赖着不走了，长此以往，就有可能发展成宫颈癌。所以，感染 HPV 与宫颈癌之间正确的关系应该是：高危型 HPV+ 持续感染≈宫颈癌。

说到这里，又有个新名词跑出来了，高危型 HPV 又是啥？跟 HPV 是啥关系？要知道，HPV 实际上不是单一病毒，而是个超级大的家族，有 100 多种型别。根据致病力大小或致癌危险性大小，分为高危型和低危型。一般而言，高危型是指在长时间的持续感染下，可导致宫颈癌的头号恐怖分子，其中以 HPV-16 和 HPV-18 为主力军；低危型则主要以 HPV-6 和 HPV-11 为主要代表，在持续感染下，有机会诱发尖锐湿疣或其他疣体，但一般不会导致癌变。

5. 感染了 HPV，还有必要接种疫苗吗

有用，而且有必要。

如果一位女性已经是 HPV 感染者，就证明她已经暴露在感染风险下，虽然疫苗对已感染的亚型没有预防和治疗作用，但对尚未感染的亚型仍然有保护作用。

根据统计，在检查出感染 HPV 的中国女性中，有 72.3% 都是单一型别的感染。换句话说，对大部分感染者来说，即使是覆盖型别最少的二价疫苗，也至少还有一定的保护力，未来患上宫颈癌的机会还是被降低了。

所以，无论是否已经感染 HPV，接种疫苗都是非常有用的。

6. 感染 HPV 了还能怀孕吗

答案是可以的。

因为即使是持续感染 HPV 的女性，也要经历一个相当缓慢的过程才有可能发展成宫颈癌。即 HPV 感染发展到宫颈癌前病变，再发展为宫颈癌，这个过程一般来说需要 5～10 年，所以发现高危型 HPV 感染，如果在子宫颈细胞学及阴道镜检查后，只要排除下生殖道癌和高级别上皮内病变，感染 HPV 的女性也是可以怀孕的。

有妊娠意愿的女性在孕前检查时医生应询问近一年内是否进行过宫颈癌筛查，若未筛查，应建议进行宫颈癌筛查；或在

第一次产前检查进行，需要明确是否合并下生殖道其他感染及有无尖锐湿疣，发现尖锐湿疣者，建议积极治疗尖锐湿疣后再考虑妊娠。

7. HPV 感染对妊娠的影响

（1）对孕妇的影响： 对孕妇来说，由于怀孕期间免疫功能低下，难以依靠自身免疫系统清除 HPV。如果孕妇感染了高危型 HPV，可引起下生殖道癌和上皮内病变。

（2）对受精卵着床及早期妊娠的影响： 妊娠期生殖道感染 HPV 可导致子宫内膜和滋养细胞感染 HPV，而子宫内膜和滋养细胞是受精卵着床的两大重要因素，其发生感染势必会影响受精卵的黏附和着床，从而影响妊娠。

虽然，目前尚无循证医学证据直接支持生殖细胞受 HPV 感染会引起胚胎异常、影响胎儿发育甚至致畸，且多数研究认为 HPV 感染不影响卵子受精。但需要提醒的是，为了自身和宝宝的健康，请广大女性朋友谨记定期行宫颈癌筛查，孕前行宫颈癌筛查。如果发现有下生殖道癌和高级别上皮内病变，可以在备孕前治疗好再怀孕。

5 长期 HPV 感染，子宫颈发生了病变，是高级别好还是低级别好

HPV 长期感染的女性，医生一般建议做阴道镜检查，结果往往提示宫颈病变，甚至还会分为高级别（high-grade）和低

级别（low-grade），这下，大家就要问了，到底是高级别好还是低级别好啊？到底要不要治疗啊？

即便是高级别病变，也有可能会自愈

宫颈高级别鳞状上皮内病变（简称 HSIL）其实并不算癌，只是因为临床处理原则很统一。HSIL 属于癌前病变，尽管是癌前病变但不需要害怕，癌前病变尽管第一个字是"癌"，但是第二个字是"前"，也就是说目前诊断还不是癌，甚至 1/3 ～ 1/2 的患者能够自行转归，说白了就是不治自愈。所谓"浪子回头金不换"，但是也不能太乐观，因为大部分"浪子"不能回头，要么维持癌前现状，要么进展为癌，而且"当浪子"的时间越长，进展为癌的风险就越高。因此，不能姑息，否则后患无穷。所以，当患者拿着一张报告为宫颈高级别鳞状上皮内病变（HSIL）的报告时，医生往往很坚定地给出不二处理，建议行宫颈锥切术。

当然也有例外，这就是医生为啥常常说话不绝对的原因，如果患者未曾生育且转化区为 1 型，还可以行激光手术，需要根据具体情况具体判断。

先来说宫颈锥切术。这个手术可以切除病变组织，然后病理科医生在显微镜下仔细地对病变组织进行检查。通过检查，大部分患者维持原诊断（诊断和治疗同时搞定），而少部分患者则被进一步诊断为癌，这看似不幸，实则幸运，因为这部分患者属于早期的隐匿性宫颈癌，病灶极为早期和隐匿，能接受早期治疗，可拥有更好的预后，很多患者可以达到治愈的目标，然后便是术后的定期随访。

再来说说低级别鳞状上皮内病变（简称 LSIL）的处理，对于 LSIL，第一条要知道的是 LSIL 不是癌前病变，属于良性病变。它往往代表着机体处于 HPV 感染急性期，当然这种急性期也可能持续好一阵子了。临床上，国内医生的处理往往是告知患者随访（就是定期检查）或者物理治疗（比如激光）。有选择是好事，但常常

也是痛苦的，无论对于医生还是患者。而国外医生的处理方式往往和国内不同。比如说英国的医生会直接说：随访。然后患者便预约好按时来复查（好简单，不虐心，医生的处理患者绝对没异议，即使有进展患者也都接受）。那么，国内为什么还有第二种选择呢？这是因为，研究表明，50%～60%的患者在为期1年的随访中可以自行转归，20%～30%维持LSIL，10%进展为HSIL。因此，2022年《子宫颈低级别鳞状上皮内病变管理的中国专家共识》中写到，对LSIL持续2年以上的患者可予以治疗（意思是这部分患者自然转归的可能性小，需要治疗）。问题是，患者拿着一张宫颈低级别鳞状上皮内病变（LSIL）的报告时，医生只知道此刻是LSIL，但不知道LSIL持续多久了。因此，医生会将两种选择如实告诉患者，让患者自行选择。此时，建议大家选择中药、针灸等方式治疗，改善体质，帮助身体增强免疫力来清除病毒。要特别说明的是，对于活检报告为宫颈低级别鳞状上皮内病变（简称LSIL）的患者而言，只要宫颈涂片报告为HSIL，即使阴道镜活检报告为LSIL仍按HSIL处理。哪怕是低级别病变，也不能掉以轻心。

6 宫颈癌能提前预防吗

宫颈癌是可以预防的。

宫颈癌是一种可以预防的癌症，定期接受宫颈癌筛查和进行HPV疫苗接种是极为有效的宫颈癌防控策略。HPV疫苗是人类首个可以预防癌症的疫苗，通过接种HPV疫苗不仅有助于预防HPV感染，还可有效预防成人发生宫颈癌。需要注意的是，接种疫苗只是可以预防疫苗所覆盖型别的 HPV 感染，但没有 100% 覆盖，仍然需要定期接受宫颈癌筛查。

宫颈癌筛查三阶梯诊断：液基薄层细胞血检测（TCT）；HPV 病毒分型检测；阴道镜检查与病理组织活检。

为了更好地预防宫颈癌，建议不同年龄段的女性都进行宫颈癌筛查。

1. 建议有性生活的女性定期进行宫颈癌筛查

（1）＜ 21 岁且无性生活史的女性，无须筛查。

（2）21～29 岁的女性，若 TCT 结果为阴性，原则上每 3 年筛查一次 TCT。

（3）30～65 岁的女性，进行 TCT+HPV 联合筛查，如果两者无异常，建议每 5 年进行一次 TCT+HPV 检测，也可每 3 年进行一次 TCT 检测。

（4）65 岁以上的女性，当既往有足够多的阴性结果，且没有高级别宫颈癌前病变及以上病史时可停止筛查。

2. 阴道镜检查

主要通过醋酸着色与碘着色后在电子阴道镜下放大观察子宫颈表面。

针对人群是在第一阶梯 TCT 结果异常或可疑者、HPV 16/18 型阳性者、其他高危型阳性且细胞学结果异常或可疑者以及肉眼检查异常者。

3. 子宫颈活组织病理学检查

对阴道镜检查结果异常或可疑者需进行活检。

4. 对于子宫全切术后女性（因良性病变切除），不常规筛查。

7 薄点好？厚点好？子宫内膜厚度多少算正常

说完子宫颈，我们再来讲讲内膜，在日常生活中，我们经常听身边人说自己月经太少了，也有人说自己月经太多了，还有人说自己一来月经就痛经，这其实都和子宫内膜脱不了关系，接下来我们就给大家详细科普下。

做过超声检查的姐妹肯定都知道，报告单上医生会写清楚子宫内膜的厚度是多少。很多姐妹拿到超声报告单，一看，哎呀，子宫内膜怎么才几毫米呢，这也太薄了吧？而有的绝经期女性超声报告单上的结论又是：子宫内膜增厚？！

还有一些姐妹却有着不一样的困惑：为什么这一次的超声报告单上面写的子宫内膜厚度和上一次超声报告单上面写的子宫内膜厚度不一样呢？

子宫内膜的厚度到底是多少？薄点好还是厚点好？相信不少姐妹肯定一头雾水，下面我们就一起来学习和了解一下吧！

其实，子宫内膜的厚薄是受女性激素水平的影响，随着月经周期的变化而不断变化，并没有一个固定不变的值。

1. 子宫内膜厚度多少算正常

（1）育龄期女性

月经期（月经周期第 1～4 日）：< 5mm。

增殖期（月经周期第 5～14 天）：5～10mm。

分泌期（月经周期第 15～28 天）：10～15mm。

（2）绝经期女性：内膜 < 5mm。

2. 子宫内膜增厚是什么原因

（1）怀孕。

（2）子宫内膜息肉。

（3）子宫内膜的病变。

育龄期女性出现阴道不规则出血，建议行宫腔镜检查以查明原因；绝经期女性出现不明原因内膜增厚或阴道出血症状时，建议行子宫内膜活检，排除子宫内膜不典型增生或恶变的风险。

（4）多囊卵巢综合征。

（5）肥胖。

（6）外源性雌激素的摄入或长期服用他莫昔芬等药物。

3. 子宫内膜增厚有什么影响

（1）经量增多，经期延长。

（2）长期经量过多，可能会导致贫血。

（3）引起子宫内膜的一些病变。

4. 子宫内膜薄是什么原因

（1）内分泌失调：雌激素、孕激素不足，生长激素缺乏。

（2）年龄：年龄增大，内膜随之变薄。

（3）反复行宫腔手术：行人工流产、葡萄胎等清宫、刮宫的手术。

（4）子宫内膜炎症。

（5）先天子宫畸形。

5. 子宫内膜薄有什么影响

（1）怀孕概率变小。

（2）容易流产。

（3）月经稀少，甚至不来月经。

8 子宫内膜太薄了，怀孕难，怎么办

在临床工作中经常会听到患者说："医生，我的子宫内膜太薄了，会不会影响怀孕？"在做试管婴儿的过程中，生殖科医生也会特别关注子宫内膜的厚薄情况，如果子宫内膜薄，生殖科医生也会放弃胚胎种植。因为子宫内膜是孕育生命的温床，是胚胎扎根发芽的地方，就像种地，种子播撒在肥沃的土壤里才有助于生长；如果子宫内膜薄，就如同贫瘠的土地，虽然也有可能开花，但结果的质量也许就不是那么理想了。

当子宫内膜变薄影响怀孕时，肯定就需要治疗了，首先要明确病因，在医生的指导下治疗，同时辅以药膳治疗。

（1）明确病因：对于子宫内膜炎、子宫内膜结核的患者，应进行足量规范的抗炎、抗结核治疗；存在宫腔粘连的患者，可行宫腔镜手术分离粘连，必要时放置宫腔扩张球囊防止粘连复发，并采用雌孕激素序贯治疗促进子宫内膜修复；还可以在医生的指导下使用雌激素治疗，雌激素可以促进子宫内膜细胞增殖，改善内膜厚度；口服阿司匹林肠溶片可以改善子宫内膜血流，有助于胚胎着床；宫腔灌注人绒毛膜促性腺激素（HCG）、生长因子（GH）、粒细胞 - 集落刺激因子（G-CSF）在一定程度上可以促进内膜细胞修复和再生，增加子宫内膜厚度，提高胚胎的着床率；中医药通过辨证论治进行个体化调理及促进气血运行；同时针对子宫内膜过薄开展中药灌肠、中药宫腔灌注、中药贴敷及雀啄灸、温针灸等多种中医外治方案，内外联合不仅可以改善子宫内膜局部的血供，还可以通过中药多靶点作用于子宫内膜，增加子宫内膜厚度。

（2）药食同源：子宫内膜薄的女性朋友在积极接受治疗的同时，可以选择以下食材配合治疗，平时可以多吃富含天然雌激素的食物，如黄豆、黑豆、豆制品、蜂王浆、芝麻、花生等，可以帮助提高体内雌激素水平，促进子宫内膜修复和生长。此外多食羊肉、牛肉、鸡肉、蛋类、奶类等高蛋白的食物，对子宫内膜的修复、增加子宫内膜厚度也有一定的帮助。

9 子宫内膜太薄不行，那内膜增厚是不是就好一点

一些女性就是会有这样的烦恼，月经量过少怕自己变老，太多了又担心有其他疾病。日常就有不少女性朋友因为月经量多来就诊，医生建议做妇科超声检查，而不少人的检查结果会提示：子宫内膜增厚，为何子宫内膜会增厚？

1. 子宫内膜生理性增厚

如果超声检查结果显示子宫内膜增厚，但女性没有不正常的阴道流血、不孕等情况，就不用太担心，可以等下次月经第5～6天，再做一次超声检查，与之前的检查结果比较一下子宫内膜的厚薄情况。如果复查子宫内膜厚度正常，那么说明只是生理性增厚，没有问题。

2. 子宫内膜病理性增厚

如果月经后复查提示子宫内膜持续增厚，或者合并出现月经量多、经期延长（月经时间超过8天）、淋漓不净、非经期出

血等，就要注意这些症状与子宫内膜增厚有没有关系，需要请专科医生帮助进一步排除子宫内膜息肉、子宫肌瘤、子宫内膜癌等疾病。这时候建议进一步做宫腔镜检查＋诊断性刮宫，将子宫内膜细胞取出来送病理检查，看看子宫内膜增厚的性质，是否有息肉、增生，如果结果提示子宫内膜单纯性增生、复杂性增生或不典型增生，就要按流程对症处理了！

3. 绝经后子宫内膜增厚

上面讲过了，绝经后的女性，由于体内雌激素缺乏，子宫内膜会变薄，一般不超过 5mm。停经超过 1 年的女性，如果体检提示子宫内膜的厚度超过 5mm，特别是出现绝经后阴道流血、排液症状，就一定要警惕了！需要进一步行诊断性刮宫或宫腔镜检查，看看子宫内膜是否有恶性病变。

4. 食疗药膳调护
（1）玉米须（图 3-30）炖瘦肉

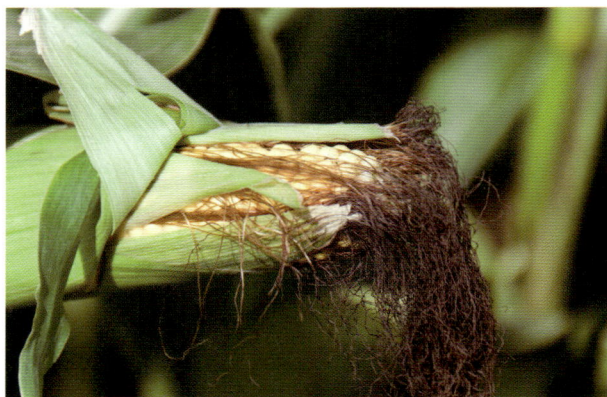

图 3-30　玉米须

材料： 玉米须 30g，瘦肉 120g，精盐适量，味精少许，水适量。

制作： 将瘦肉切块，与玉米须一起放入陶罐内，加水 500mL，上蒸笼加盖清蒸至肉熟，加精盐、味精，趁热服用，每日 1 次。

功效： 健脾祛湿。

（2）乌贼骨炖鸡（图 3-31）

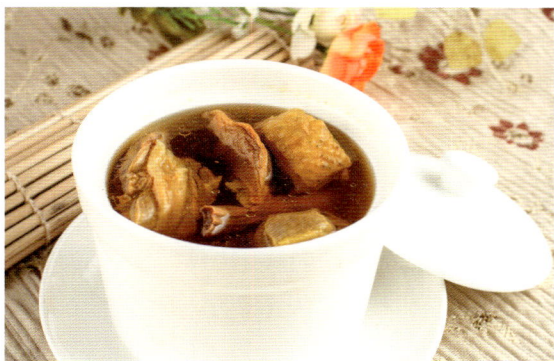

图 3-31　乌贼骨炖鸡

材料： 乌贼骨 15g，当归 8g，鸡肉 100g，精盐适量，水适量。

制作： 把鸡肉切块，当归切片，乌贼骨打碎，装入陶罐内，加清水 500mL，精盐适量，上蒸笼蒸熟，每日 1 次，一般 3～5 次可见效。

功效： 补气和血。

10 子宫内膜"遍地跑"，长到哪都是麻烦

　　子宫内膜居住在宫腔里，随着激素的变化潮起潮落，参与一系列的生理过程。如果有些淘气的内膜组织耍性子"离家出走"，出现在子宫腔以外的身体部位，在别的地方安家落户，就有可能导致一系列的临床症状，医学上叫作子宫内膜异位症（图3-32）。子宫内膜异位症在育龄妇女中发病率为10%～15%，全世界大概有1亿7千6百万女性患病，好庞大的队伍，细思极恐！

　　然而，子宫内膜"离家出走"的原因，现在连科学家也没能完全搞清楚。"经血逆流"学说是广泛认同的病因之一，即月经时经血逆流到盆腔/腹腔，经血里面有活性的内膜组织继续种植、生长所致。子宫内膜最常跑到卵巢、盆腔腹膜、子宫直肠窝、膀胱等地方，还有的内膜组织甚至"远渡重洋"，跑到肺、大脑等地方安家。目前除了脾脏，全身各个部位都被报道过有子宫内膜的"涉足"。因此，有人形象地把子宫内膜异位症比作身体的"沙尘暴"，或许脾脏就是那个幸免于"沙尘暴"的绿洲。但万般皆有果，没有不露馅的秘密，如果身体出现这五大信号……女士！或许你的子宫内膜已经离家出走了。

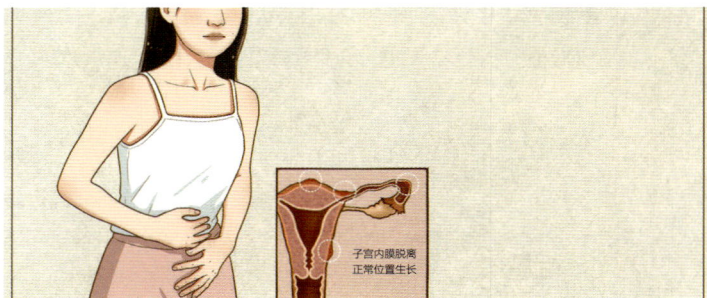

子宫内膜脱离
正常位置生长

图 3-32　子宫内膜异位症

1. 子宫内膜出走后，有哪些印记

（1）痛经：出走的内膜也是内膜，本性难移。在每月大姨妈造访时，子宫在出血，跑到卵巢、盆腔/腹腔的内膜病灶也会出血。这就不难理解为什么有子宫内膜异位症的女性会经期肚子痛了！

如果本来月经不痛，经期突然出现腰痛、腹痛、肛门痛，这种状况还一次比一次严重，每次月经过后都有"死里逃生"的感觉，那么多半是你的内膜离家出走了。

（2）巧克力囊肿：所谓近水楼台先得月，卵巢是离子宫最近的"家"，因此子宫内膜最喜欢去卵巢安家。有 80% 的异位内膜出走到一侧卵巢，50% 的异位内膜还会出走到两侧卵巢。出走到卵巢的内膜组织每个月经周期也会有少许出血，如此"日积月累"，会形成一个充满积血的囊性肿物，因为陈旧性的积血都呈暗褐色，就像浓浓的巧克力，这就是妇科医生说的"巧克力囊肿"。一旦出现"巧克力囊肿"，就等于是抓到了内膜组织出走到卵巢的铁证。

（3）不孕：时势造英雄，不同环境造就不同的命运，出走的内膜把"第二个家"搅得鸡犬不宁，受影响最大的就是盆腔/腹腔的微环境。在它们的兴风作浪下，卵巢排卵功能障碍、输卵管输送卵子功能下降、精子和卵子结合能力降低、生殖系统免疫功能异常……这些改变都可能导致不孕。

据统计，子宫内膜异位症导致的不孕症，在 30～35 岁的不孕症女性中，能占到 48%！但是，我们还是要郑重而苦口婆心地声明一下，不孕症不是推演出来的，而是试出来的！就算你有经期头痛、腰痛、肚子痛，就算你查体发现了巧克力囊肿，也不要轻易给自己扣上不孕的帽子。也许你就属于那 52% 的幸运儿吧。

所以少想多"做"，宝宝或许就在你下一次不经意的啪啪后出现。

（4）性交痛：啪啪这事儿，对于一些人是美好的，对于另一些人可能是一种说不出的痛。出走的内膜组织不仅破坏盆腔／腹腔的微环境，还会侵害盆底神经，其中有会给你带来愉悦感的"啪啪神经"。因此，子宫内膜异位症会影响女性对啪啪的体验。对别人来说，啪啪是一种享受，对于你可能就是"蓝瘦""香菇"，而且这种感觉在月经前后特别明显。

（5）周期性血尿、血便：月经是子宫内膜随着体内雌激素、孕激素的周期性变化，发生周期性的脱落出血。如果伴随每月来的不止"大姨妈"，还有周期性鼻衄、血尿、血便等"七窍流血"的症状，我们首先怀疑是不是出走的内膜组织惹的祸。虽然子宫内膜出走给女性带来了健康隐患，但出现这些信号，也不必心急火燎。本着"不错杀一个好人，也不放过一个坏人"的原则，大家最好及时到正规医院找专业医生，做下列检查，给不安分的内膜"定罪量刑"。

2. 子宫内膜异位症该如何诊断

（1）妇科查体：妇科查体是最简单、直接的办法。子宫内膜异位症典型的表现是子宫后位、活动度差；宫底韧带、子宫直肠凹陷或后穹窿触痛结节；可同时存在附件区囊性包块。现在即便有再精准的医学手段，也不能完全替代亲力亲为的妇科检查。

（2）妇科超声检查：超声检查就相当于妇科医生的第三只眼，它能隔着肚皮追踪到出走内膜的"作案现场"，比如巧克力囊肿典型的影像学表现就是子宫后方圆形或椭圆形包块，囊内有细小密集的絮状光点。

（3）CA125：出走的内膜大多伴有血清 CA125 升高，重症患者更为明显，但有时和病情并不相符。但血清 CA125 用于监测出走内膜病变活动情况更有价值，动态监测 CA125 有助于评估治疗方案的疗效和预测复发。

最后，女性朋友们也不必过度愤懑——"为什么受苦、受罪的总是我们女人？"其实子宫内膜异位症不是女性独有，极个别男性也会受"牵连"，比如前列腺癌手术后行激素治疗的男性，也会发生子宫内膜异位症。

3. 子宫内膜异位症要怎么治疗

要知道，并不是得了子宫内膜异位症就一定要治疗，这需要根据症状的轻重以及自身的实际情况来决定。

如果症状很轻或者根本没有症状，轻微的病变可以选择期待疗法，定期复查，如发生痛经，对症服用止痛药；也可以遵医嘱口服避孕药，让内膜萎缩；还有一种办法是通过药物造成体内假怀孕、假绝经的环境，让内膜不脱落出血以达到治疗目的。

但对那些药物治疗效果不明显，或局部病变加剧，或生育功能未恢复的小仙女，可以考虑选择手术治疗。

但不管选择哪一种治疗方法，都需要到正规的妇科门诊进行规范的检查，让医生根据个体的实际情况来进行治疗，切不要病急乱投医，花了钱搞坏了身体。

11 反复流产，子宫腔粘连，还能再怀孕吗

女性的子宫，犹如地球上有一年四季（春、夏、秋、冬）的美景，在卵巢分泌的激素作用下，小小的子宫内每月也演绎

着增生期、分泌期、月经期的变化，周而复始，从而有了月经的来潮。有了月经的来潮，平淡的日子增加了色彩，直至有一天，这种平静的生活被打破了。子宫受到了创伤、感染等魔头的攻击，若子宫内膜损伤严重，且恢复进程参差不齐，最终一部分子宫腔粘连出现了。据观察，妊娠后子宫内膜损伤约占70%～80%，常见原因为产后或流产后吸宫、刮宫等，由于妊娠期间子宫柔软且很敏感，以及低雌状态不利于子宫内膜修复，同时感染抑制内膜再生修复，导致子宫腔满目疮痍，纤维化形成，宫腔粘连便如此应运而生了。

1. 什么是子宫腔粘连

由于多次人工流产或刮宫，子宫内膜基底层损伤，从而导致子宫腔粘连。对于年轻女性而言，子宫腔粘连会引发月经量减少、下腹痛、习惯性流产甚至继发不孕等。

随着子宫腔手术次数的增加，子宫腔粘连的发病率随之增加。目前我国子宫腔粘连发生率居世界首位，其确切的发病机制尚不清楚。从纤维细胞增生活跃学说的角度看，一般的炎症修复过程包括炎症期、组织形成期和组织重建期，若子宫内膜损伤只侵及功能层时，尚可由基底层修复，但若达到基底层，子宫基底层裸露，可因基底层上皮细胞及间质细胞等再生障碍，和成纤维细胞增生活跃等，导致内膜不生，功能受损，瘢痕或粘连形成。

2. 如何发现和诊断子宫腔粘连

（1）超声检查最常用。经阴道超声，简单无创，可多次重复，特别是经阴道三维超声宫腔造影可显示子宫腔整体形态，子宫内膜厚度及内膜下血流，是诊断子宫腔粘连的重要检查手段。

（2）子宫输卵管碘油造影可同时了解输卵管通畅情况，但无法判别病变性质。

（3）宫腔镜检查是目前诊断子宫腔粘连的金标准，可在直视下观察子宫腔形态和粘连程度、范围，对子宫腔粘连进行评分和分型，从而更好地指导临床治疗。

3. 如何治疗子宫腔粘连

其实并非所有的子宫腔粘连均需手术治疗，对于无症状、无生育要求，或者月经量少，但无生育要求，无痛经，无宫腔积血者，可无须治疗。但若患者出现反复流产，月经量少且有生育要求时则需要进行治疗。目前常用且首选的治疗方法为宫腔镜下子宫腔粘连分离术。手术目的在于使子宫腔恢复正常形态，治疗相关症状（不孕、腹痛等），预防再次粘连，最大限度保护子宫内膜，促进月经改善，恢复生育功能。

为了防止术后子宫腔粘连复发，人们想了很多方法，如物理支撑（IUD）、宫腔支撑球囊、羊膜、生物屏障（透明质酸）、雌激素的应用和中药、阿司匹林等其他促进子宫内膜修复的药物，但效果都不甚理想。子宫腔粘连的术后复发率依旧很高。也就是说，目前还没有措施能完全阻止术后子宫腔粘连的卷土重来。

三生三世，世世循环。让人觉得这似乎就是子宫腔粘连的宿命。因此，预防感染，尽量减少或不做流产、刮宫等损伤子宫内膜的操作，如无可避免，手术后采取相关的预防措施，尽全力避免与子宫腔粘连的邂逅，还子宫这个小小的宫殿一个美好世界，让生命之花安然孕育。

12 子宫里多了"一间房"该怎么办

众所周知，子宫是人类的第一所"一居室"！除了个别女性的子宫先天畸形外，每个人的第一套房子，都是同样的"一居室"！

但是，随着剖宫产越来越普遍，很多女性的子宫出现了"二居室"！这个"二居室"，是非法搭建的，是凿墙凿出来的。就像是子宫里多出的一个小房间，会让整个子宫成为"危房"。

有些经历过剖宫产的女性来月经的时候出现了奇怪的现象——经期延长了。她们向门诊医生诉说，剖宫产前一个星期就能干净的月经，现在要滴滴答答地拖 10 余天甚至 20 天。好不容易干净了，却又到了下个周期来月经的时候。

有些女性抱怨需要长时间使用护垫和卫生巾，非常不舒服，来医院一检查，患上了阴道炎；还有同房的时候，突然出来一股深色的血，真是心烦。医生听到这里，嘱其去做一个经阴道超声检查（阴道少量流血是可以做经阴道超声检查的），经阴道超声检查结果一出来，医生发现子宫下段（原来做剖宫产的位置）有一个小小的憩室。

由于经血长时间积聚在憩室中，颜色变得又深又暗，所以从阴道出来的血液并非鲜红色。"这么讨厌啊，那我再生一个孩子，再做一次剖宫产，让医生好好缝缝我的子宫就不会这样了吧？"千万不能有这样的想法！要知道，有剖宫产瘢痕憩室的子宫，意味着这所房子不牢固。

1. 剖宫产瘢痕憩室到底是怎么形成的

（1）子宫切口位置： 剖宫产子宫切口常规选择在膀胱子宫反折腹膜下 1～2cm，如切口位置不当，子宫切口上下缘厚薄相差较大，缝合时容易对合不严、组织对合不齐，从而影响切口愈合，形成剖宫产瘢痕憩室。

（2）**子宫切口缝合方法：**剖宫产时子宫切口缝合疏密或松紧度不当，均易导致切口愈合不良，最终形成憩室。

（3）**行剖宫产术的次数：**行剖宫产术次数越多，子宫前壁下段肌层越容易瘢痕累累，憩室形成的可能性加大。

（4）**感染因素：**如果剖宫产后发生感染，或切口血肿形成，会影响剖宫产切口的正常修复而形成憩室。

2. 剖宫产瘢痕憩室有什么危害

子宫里多了一个"小房间"，除了会造成患者长时间的阴道出血，破坏阴道环境导致阴道炎反复发作，更重要的是，如果胚胎"不慎"落入憩室，在瘢痕处着床，就会变成可怕的瘢痕妊娠，这是异位妊娠的一种，是妊娠期大出血的重要原因之一，严重者为止血而子宫不保。

憩室还会造成局部子宫肌层太薄，可能无法承受分娩之重。再次妊娠时胎盘恰巧长在瘢痕憩室部位，胎盘植入子宫，分娩时子宫无法收缩，出血汹涌。毫不夸张地说，子宫里的这个"小房间"，对于再次怀孕的女性，就成了一枚定时炸弹，大出血的后果危及母子，是产妇和产科医生的噩梦。

3. 食疗药膳调护

（1）双红南瓜汤（图 3-33）

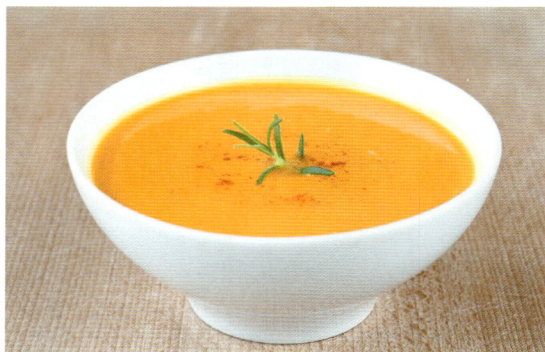

图 3-33　双红南瓜汤

材料： 南瓜 500g，红枣 10g，红糖适量，清水 2 000mL。

制作： 南瓜削去表皮挖瓤，洗净，切滚刀块。红枣洗净，去核。将红枣、南瓜、红糖一起放入煲中，加水用文火熬至南瓜熟烂为止。

功效： 补血、活血、散寒。

（2）归芪炖鸡（图 3-34）

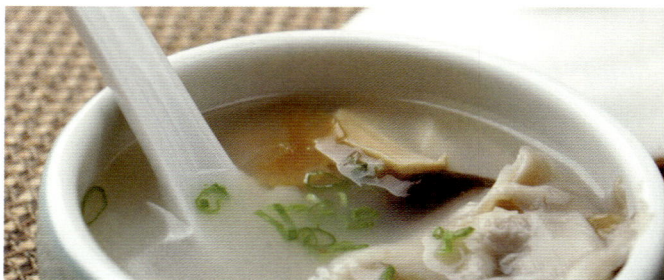

图 3-34　归芪炖鸡

材料: 当归 5g, 黄芪 9g, 鸡腿 1 只, 生姜 3 片, 精盐、葱花适量, 水适量。

制作: 将鸡腿洗净, 切块, 与当归、黄芪、生姜片一起放入炖盅内, 加清水 3 碗, 隔水炖 1 小时, 临出锅放盐及葱花调味即可, 喝汤吃肉。

功效: 补气养血, 化瘀调经。

13 子宫长了肌瘤, 可以吃药解决吗? 必须做手术吗

体检发现子宫肌瘤, 该怎么办? 备孕时发现子宫肌瘤, 是先切, 还是先怀? 怀孕了才发现子宫肌瘤, 该怎么办? 子宫肌瘤术后多久才可以怀孕? 子宫肌瘤仅靠吃药, 能治好吗? 子宫肌瘤会复发吗? 子宫肌瘤会恶变吗? 更年期得了子宫肌瘤, 还需要治疗吗? 患上子宫肌瘤, 饮食上需要注意些什么?

1. 什么是子宫肌瘤

子宫平滑肌瘤多发生于 30 ~ 50 岁女性, 也被称为子宫纤维瘤、子宫纤维肌瘤, 通常简称"子宫肌瘤"。

《子宫肌瘤的诊治中国专家共识》中有专家对我国 70 万女性体检报告数据做了分析, 结果显示: 在子宫肌瘤高发年龄(49 岁上下), 约 33% 的女性会患子宫肌瘤, 也就是每 3 名育龄期女性就有 1 名患子宫肌瘤!

子宫肌瘤根据生长部位不同分为子宫体肌瘤(95%)和子

宫颈肌瘤（5%）；根据肌瘤和子宫肌壁的关系不同分为黏膜下肌瘤（10%～15%）、肌壁间肌瘤（60%～70%）、浆膜下肌瘤（约20%），位置不同症状也千差万别。

2. 子宫肌瘤患者有哪些表现

（1）**月经不调：**这是子宫肌瘤患者最常见的症状。位于子宫外表面浆膜下的子宫肌瘤多不会出现阴道出血。肌壁间肌瘤较大时，可影响子宫收缩，或使子宫内膜面积增大而使月经过多或经期延长。位于子宫腔内的黏膜下肌瘤，常可引起不规则阴道出血、月经淋漓不尽等。当然，引起阴道出血的原因很多，需要提醒的是，如果出现这一症状，不要自认为是由于劳累或是围绝经期而不重视。

（2）**盆腔包块：**盆腔包块很多时候是在偶然的情况下（如洗澡或性生活）或在妇科检查时发现的。当肌瘤过大或者患者体形偏瘦时，可在下腹部摸到较硬的实性包块，尤其是在早晨排尿前更容易摸到。有些肥胖的人不一定能摸到，但会发现腰围增大，有时中老年人会想当然地认为是发福。而对于育龄期的女性，如果发现盆腔包块，最需要考虑的不是子宫肌瘤，而是首先要排除是否怀孕了。

（3）**压迫症状：**子宫肌瘤增大了，可以压迫邻近的组织器官而产生不适症状，同样由于生长部位及大小的不同，产生的症状也有差异。子宫体前部的肌瘤，向前可压迫膀胱，引起尿频、尿急，甚至排不出尿（称为尿潴留）；肌瘤生长在子宫后壁，可向后压迫直肠引起大便秘结、腹泻或下腹部不适；肌瘤生长在子宫两侧的阔韧带组织内，可压迫输尿管、髂内外静脉和神经，从而发生输尿管梗阻、肾盂积水、下肢浮肿或疼痛等。

（4）**不孕：**位于子宫壁的小肌瘤或者浆膜下肌瘤一般不会

影响妊娠。但有的肌瘤会改变子宫腔形态，或者阻碍受精卵着床，或者长在子宫角处，压迫输卵管进入子宫的开口而妨碍精子进入输卵管，均可造成不孕。

（5）**腹痛：**子宫肌瘤一般很少引起腹痛。如果肌瘤过大压迫盆腔的神经，或肌瘤生长较快，因急性缺血而发生红色变性，或带蒂的浆膜下子宫肌瘤发生扭转时，均可引起剧烈腹痛。

（6）**白带增多：**多见于位于子宫腔的黏膜下肌瘤。当肌瘤脱出子宫颈口或阴道口时，其表面会溃疡坏死，出现白带增多，如果合并感染，可有脓性白带。肌壁间肌瘤如果体积较大，可使子宫腔面积增大，子宫内膜分泌物增多而且盆腔充血，也可引起白带增多。

（7）**贫血：**因子宫肌瘤引起月经长期过多，可造成继发性贫血，贫血严重者可引发贫血性心脏病。

3. 子宫肌瘤何时需要手术治疗

子宫肌瘤不论大小，没有症状可无须治疗。但当出现以下症状时，需手术治疗。

（1）月经过多引起贫血，且药物治疗无效。

（2）出现严重的腹痛、性交痛或慢性腹痛。

（3）肌瘤体积较大，引起尿频、尿急或便秘等压迫症状。

（4）能确定肌瘤是不孕或反复流产的唯一原因。

（5）针对备孕女性，如果肌瘤影响了子宫腔形态，比如黏膜下肌瘤，建议手术（但如果是浆膜下肌瘤，不影响子宫腔形态，一般不需要手术）。

（6）绝经后未进行激素补充治疗但肌瘤仍生长者。

（7）疑有恶变者。

14 切除子宫后，女性就容易变老吗

不会。

很多女性认为切除子宫后，不来月经就如同老年女性一样"绝经"了，就不是女性了或是让人迅速变老，更担心影响正常的性生活。

虽然子宫切除在治疗疾病的同时，确实会带来一些新的问题，但是，并没有那么夸张。首先，切除子宫不意味着切除了卵巢。切除子宫最大的变化虽然是不来月经和不能怀孕，但负责调控和分泌雌激素的不是子宫，而是下丘脑 - 垂体 - 性腺轴。因为子宫全切术后基本不会影响卵巢的生理功能，卵巢依然能分泌雌激素并作用于皮肤、骨骼、血管等，通常不会让人迅速变老。而此时的"绝经"并非真正意义上的绝经。

如果年轻的女性，因疾病的原因在切除子宫的同时又切除了卵巢，提前失去了卵巢功能，就等于提前进入了围绝经期，有可能很快出现潮热汗出、烦躁易怒、失眠健忘、性欲下降等相关症状，而且这些症状会比较严重。需要在医生的指导下进行激素补充治疗，一般情况下是可以缓解大部分症状的。

15 切除子宫后，会影响性生活吗

不会。

子宫切除后基本不会影响女性的性生活。子宫全切术是沿着阴道穹窿切除子宫，术后不会导致阴道缩短；对于年轻女性，多行子宫次全切除术，对阴道环境没有任何影响。

女性的性欲主要由激素控制，而激素分泌者为卵巢并非子宫，因此切除子宫颈一般不会造成性生活障碍。

也有人担心切除子宫颈后阴道会变得干涩。实际上，性生活时的润滑液体主要是由阴道壁分泌的，干涩更多可能和前戏有关。最重要的是，女性的性快感和高潮主要来自阴蒂、阴道壁等部位，子宫并不参与其中。也就是说，切除子宫后，理论上还是能高潮迭起。

16 子宫竟然会脱垂，该怎么治疗

子宫脱垂，字面意思就是子宫脱离了正常的解剖位置，向下移位至阴道壁，严重的甚至会从阴道口掉出来。子宫脱垂属于盆腔器官脱垂（POP）的一种，专业点解释就是盆腔器官疝出至阴道壁或超出阴道壁。

盆腔器官脱垂，累及的可不只限于子宫，因为盆腔器官多是连续的，一部分的脱垂常伴有另一部分的下降／膨出，比如阴道前壁的脱垂常伴有膀胱下降／膨出，阴道后壁脱垂常伴有直肠下降／膨出。

1. 子宫为什么会脱垂

女性盆腔器官的支撑由骨盆、盆底肌肉、结缔组织相互作用。怀孕生娃会造成神经、肌肉和结缔组织被压迫、拉伸、撕裂，造成盆底损伤，削弱盆腔支撑结构。简单来说，就是兜不住了。

（1）多胎妊娠是 POP 的危险因素：经产妇中 75% 的脱垂可归因于妊娠和分娩，产次越多，发生风险越大。Sweta K 等作者在 *Assessment of the effect of Mulabandha yoga therapy in healthy women, stigmatized for pelvic floor dysfunctions: A randomized controlled trial* 一文中指出，生育一胎的妈妈因 POP 住院的风险比未生育妇女高出 4 倍，生育二胎风险为 8 倍。如果宝宝出生体重较重、产程较长，脱垂的风险可能更大。

（2）其他相关的危险因素

1）年龄：年龄越大，患 POP 的风险越高，《盆腔器官脱垂的中国诊治指南》（2020 年版）中指出，年龄每增加 10 岁，脱垂风险增加 40%。

2）肥胖：Giri A 等作者在 *Obesity and pelvic organ prolapse: a systematic review and meta-analysis of observational studies* 一文中指出，超重和肥胖的女性发生 POP 的风险比体重正常者分别增加了 40% 和 50%。

3）脱垂家族史：有家族史的女性发生脱垂的风险增加 2.5 倍，且经手术治疗后复发的风险也相对更高。

还有一些疾病也可能和 POP 相关，比如马凡氏综合征等结缔组织病（可能导致胶原异常）、慢性便秘（腹内压反复增加）。需要注意的是，并不是只有生过孩子的女性才会发生脱垂。

2. 子宫脱垂患者有哪些症状

子宫脱垂的早期症状主要是会阴部的下坠感，部分患者的首发症状是尿频、尿急，这就容易与尿路感染等问题相混淆，需要鉴别。因尿路感染引起的尿频、尿急，检查尿常规会有提示；单纯由子宫脱垂引发的尿频、尿急，一般不会出现小便检查结果异常。

因此，特别提醒广大女性朋友们，如果出现尿频、尿急等症状，在排除了泌尿系统疾病后，建议到女性盆底专科门诊进行评估，通过检查确认是否是由子宫脱垂导致的这些症状。

临床中还有一些脱垂特别严重的患者，不仅子宫脱出来了，甚至连同膀胱、直肠等盆腔器官也都不同程度地膨出阴道口外。很多已经发生脱垂的女性或者难以启齿不愿意去医院，或者不知道该去看哪个专科，一味地隐忍，导致疾病拖延到非常严重的程度，除了严重影响日常生活外，还会带来肾功能衰竭、膀胱大量结石等严重的健康问题。

3. 如何治疗子宫脱垂

子宫脱垂是可以治疗的，而且治疗效果非常好。

不同程度的子宫脱垂，治疗的策略和手段都是不一样的。对于轻度脱垂的患者，通过物理治疗的方法，可以延缓疾病的进展；如果是Ⅰ、Ⅱ度子宫脱垂的患者已经出现症状，但是子宫尚未脱出阴道口，此时可建议患者首先选择物理康复治疗，或者使用子宫托，当保守治疗效果不理想时，也可以选择手术治疗。

而对于已经发展到Ⅲ度子宫脱垂的患者，通过物理治疗、康复治疗的疗效比较差，治愈的概率也较低，通常建议使用子宫托，或者接受手术治疗。

17 生娃选择剖宫产，就不会出现子宫脱垂了吗

虽然阴道分娩是增加子宫脱垂的风险之一，但尚不清楚剖宫产是否能预防子宫脱垂，因为妊娠本身就会造成盆底肌功能损伤。

对于盆腔器官脱垂，目前并没有太好的方法预防。超重是脱垂的危险因素之一，但减轻体重是否能减少脱垂发生并没有证据支持，不过还是建议大家做好体重管理，毕竟此举有益无害。

最后，建议有脱垂症状，尤其是有合并泌尿、排便问题的患者，及时接受正规的评估、诊断和治疗，盆腔器官脱垂并不是什么丢脸之事，解决起来也并不棘手，目前医学上有很好的手段能应对它。

18 子宫内膜癌，五类高危人群需要警惕

子宫内膜癌，作为妇科三大恶性肿瘤之一，近年来，发病率逐年上升，并趋于年轻化，其不同于宫颈癌，有着较为完善的筛查体系，子宫内膜癌目前仍缺乏较好的筛查手段。如何规避患癌风险？俗语有云：知己知彼，百战百胜。对疾病的了解以及对疾病特点的认知尤为重要。

1. 什么是子宫内膜癌

子宫内膜癌，以来源于子宫内膜腺体的腺癌最为常见。多见于绝经后女性，主要表现为绝经后阴道出血。

2. 以下五类女性朋友需要提高警惕

（1）代谢综合征人群： 子宫内膜癌患者存在三联症：肥胖、糖尿病、高血压。代谢综合征是以肥胖，尤其是腹型肥胖为主的疾病，患者可伴有高血糖、血脂异常、高血压等，严重影响机体健康，因此患有代谢综合征的女性也是子宫内膜癌的高发人群。

（2）长期雌激素暴露人群： 长期暴露在单一的雌激素刺激下，又缺乏相应的孕激素来保护内膜，容易引起子宫内膜不典型增生，继而发生癌变。有以下情况的女性需要注意。

1）因排卵异常引起的月经不调，如多囊卵巢综合征、围绝经期月经失调。

2）患有能产生雌激素的卵巢肿瘤等。

3）在乳腺癌的治疗中，用他莫昔芬做术后辅助治疗。

4）不规范地治疗围绝经期综合征。只服用雌激素，没有补充孕激素。

5）长期服用含有单一雌激素的保健品。

（3）有家族遗传病史人群： Zhao S 等作者在 *Endometrial cancer in Lynch syndrome* 一文中指出，部分恶性肿瘤与遗传相关，其中林奇综合征与子宫内膜癌为最典型的相关病症。若家族中有患结直肠癌、胃癌的直系亲属，或有卵巢癌、子宫内膜癌等家族史的女性，都建议到正规医院开展遗传咨询及筛查评估。

（4）月经初潮早、绝经时间晚、不生育人群： 相较于其他女性，月经初潮早（＜ 12 岁）、绝经晚（≥ 52 岁）的女性会增加雌激素作用于子宫内膜的时间；此外，不孕女性体内无孕激素的保护，在长期受到雌激素刺激的作用下，均易发生子宫内膜癌。

（5）不良生活习惯人群： 如有抽烟、缺乏运动、喜欢吃高热量高脂食物（如薯片、薯条、奶茶、油炸食品、巧克力蛋糕）等不良生活习惯的女性，也是患子宫内膜癌的高危人群。

3. 针对以上五类高危人群——定期体检，定期体检，定期体检

一方面有利于对疾病的早发现、早诊断和早治疗。另一方面，能够及时了解自己的身体状况，从而改善不良的生活习惯，提高健康水平，除了上述高危人群外，身体不适者也应该及早就医。

第五节
盆腔疾病

对于女性而言，盆腔是一个被骨盆包围的漏斗状空间，它包含一些器官，如膀胱、直肠和子宫、卵巢、输卵管等。盆腔的底部是由盆底肌构成的，主要包括肌肉、筋膜和结缔组织，是用于封闭骨盆底的肌肉群。这些肌肉群宛如一张大大的"吊床"，将我们的脏器紧紧兜住，使得盆腔脏器处在正常位置上，不会到处乱跑，能够"各司其职"；同时，盆底肌也像弹簧，将我们的耻骨、尾骨等连接在一起，围绕在阴道、尿道和直肠开口的周围，可以帮助我们控制排尿、排便，并且维持阴道紧缩度，为女性提供360°全方位保护。

盆腔的器官和盆底肌肉群一旦被破坏了，或者是发生了功能障碍，那么最终会导致盆腔和盆底的疾病，最常见的有盆腔积液、盆腔炎、盆腔子宫内膜异位症、慢性盆腔痛、压力性尿失禁、盆腔脏器脱垂、性功能障碍等。

那么，为何会导致这些疾病？哪些是正常生理现象无须处理？哪些应该及早干预和治疗？我们在本节中进行了详细的介绍，帮助大家做到早重视、早治疗、早康复，避免复发！

1 体检说有盆腔积液，到底要不要治疗

越来越多的女性参加完体检，都会发现报告上写着一条"盆腔积液，建议结合临床考虑"，这下很多女性开始慌了，纷纷上网搜索，就会发现如下观点。

盆腔积液等于盆腔炎症，不治疗会有大问题。

盆腔积液说明可能有肿瘤，可需要好好查一查。

盆腔积液排不出去会有危险，快来我这查一查。

越查越焦虑，于是，部分女性马上来医院门诊咨询，但医生会说三字：没毛病！

1. 为什么会有盆腔积液

盆腔积液不是病，它只是一种影像学表现，意思就是有一些液体积聚在了直肠子宫陷凹（图 3-35）。

为啥液体要积在这呢？

因为直肠子宫陷凹是人体腹盆腔的最低位置。有句俗语："人往高处走，水往低处流。"在人的腹盆腔内有很多内脏组织，如小肠、大肠、肠系膜、子宫、输卵管、卵巢、膀胱等，不少器官都具有蠕动的属性（比如人的肠管），如果没有润滑，光是摩擦、摩擦，那谁能受得了呢？所以，人的腹盆腔里本身就有一些液体可起到润滑作用，这些液体可能积聚在腹盆腔的最低点，超声检查就可见到少量积液了。顾名思义，这就是积聚的液体，当然会往腹盆腔的最低点积聚，这也就是盆腔积液形成的原因了！而绝大多数情况下的盆腔积液都是生理性的。

另外，对于女性而言，健康女性在月经期及排卵期由于腹膜分泌、经血逆流、卵泡破裂致卵泡液流出等原因也会产生一定量的盆腔积液，这些都是生理性盆腔积液，一般不会产生不

适症状，而且随着月经周期，少量的盆腔积液会自行吸收及再次出现，当然也就没有必要治疗了。

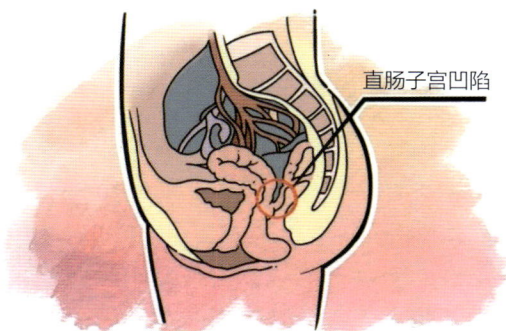

图 3-35 直肠子宫凹陷

2. 什么情况下的盆腔积液需要治疗

如果出现下腹部疼痛、阴道分泌物增多，或伴有发热，超声检查提示盆腔积液量比较多（超过 3cm），有可能与腹盆腔脏器的炎症渗出、出血或肿瘤有关，属于病理性积液。引起的疾病有很多种，需要针对引起盆腔积液的原发疾病进行治疗。

（1）妇产科相关疾病

1）盆腔炎：患者常表现为发热（＞ 37.5℃）、下腹痛、白带异常等；当盆腔炎性疾病迁延加重后可能会变成盆腔脓肿，患者往往腹痛难忍、高热、肛门坠胀、出现脓性白带，更有甚者出现感染性休克等危重情况。

对于炎症导致的盆腔炎性渗出，抗生素规范治疗，中医药口服、灌肠、针灸都是很好的治疗方式，一般坚持 2～3 个疗程，会收到比较好的效果。

2）异位妊娠或卵巢囊肿、黄体破裂：患者有停经史、腹痛、阴道少量流血等；盆腔积液的量增多要高度警惕异位妊娠破裂出血，患者可能在短时间内因为大量失血而危及生命；部分女性经前剧烈活动、下腹部受撞击后，要警惕黄体破裂。

这时，如果出血量多，生命体征不平稳者就要考虑急诊手术治疗；如果血色素稳定，生命体征稳定者可以保守治疗，同时配合中医药止血、化瘀，促进血液吸收。

3）子宫内膜异位症： 部分女性如果长期存在盆腔积液，同时伴有进行性加重的痛经、肛门坠胀感、不孕等，要考虑子宫内膜异位症的可能。

这时，要根据患者的症状、生育要求等实施个性化治疗，可考虑中药、灌肠、手术、激素、左炔诺孕酮宫内缓释节育系统等治疗措施进行长期综合管理，以达到缓解症状、延缓复发、巩固效果、促进生育的目的。

4）妇科恶性肿瘤： 当患者出现短时间内体重下降明显、食欲减退或腹部扪及包块就要警惕恶性肿瘤导致的盆腔积液。

这种情况下要进行全面的评估和预判，根据患者的体质、病情选择合适的治疗手段，帮助减轻症状，治疗相关疾病。

5）非妇产科疾病： 阑尾炎、其他腹盆腔脏器或血管破裂出血、肠穿孔、消化道肿瘤等也同样可能引起盆腔积液。

（2）查出盆腔积液，该怎么办

简单来说，有病治病，无病观察。

如果是生理性积液，也没有原发性的疾病需要治疗，那处理方法很简单——忽略它！

如果没有啥症状，积液量就1～3cm，也不需要隔三岔五复查到地老天荒，只要做到以下几点便可。

1）注意个人卫生，清水清洗外阴，不要随意使用清洁洗剂、药物冲洗阴道，以免菌群失调，引起炎症。

2）经期、有盆腔炎症时避免性生活，经期避免劳累或剧烈活动，减少经血逆流诱发的盆腔炎症及子宫内膜异位症。

3）适当运动，增强体质。

4）进行人工流产、宫腔镜等操作后注意卫生，避免逆行性感染。

5）出现腹痛、发热等症状需要及时就诊。

2 盆腔炎反反复复，什么时候是个头

1. 盆腔炎是什么病

女性的盆腔就像一个容器，里面有子宫、两个卵巢、两条输卵管、子宫旁组织和肠管等，这些器官的表面还盖着腹膜。所以，如果盆腔内出现炎症，很容易涉及数个器官和腹膜。

实际上，盆腔炎是一个大概念，医学上叫作盆腔炎性疾病（PID）。PID 最喜欢盯上正处于性活跃期的女性朋友们，高发年龄是 15～25 岁。被 PID 盯上，归根结底是身体的"内忧外患"在作怪。

一方面有"外敌入侵"，譬如沙眼衣原体、淋病奈瑟菌及支原体等病原体，性活跃期的女性极易被这些病原体入侵。

另一方面"内奸作乱"，前面讲到，女性的"阴道"其实不是无菌状态，平时寄居着大量的微生物厌氧菌、需氧菌。

阴道里的菌群正常情况下是稳定的，一旦抵抗力下降加上不注意卫生，才会"外敌入侵、内奸作乱"，肆意妄为，大肆繁殖，破坏阴道的菌群平衡，导致盆腔炎找上门。

2. 盆腔炎的两个阶段

盆腔炎一般分为急性期和慢性期两个阶段。

急性盆腔炎通常白带增多且黄稠，伴有下腹部疼痛、腹胀、腰酸等症状，严重的还会有高热、寒战、头痛、食欲不振等。

急性盆腔炎如果没有彻底治愈，日复一日，慢慢地就会拖成慢性盆腔炎。

慢性盆腔炎，除了会有下腹隐痛、下腹坠胀、白带增多等局部症状外，还会出现月经不规则、月经淋漓不净，有些人甚至会有性欲减退、性生活恐惧等性功能障碍以及不孕。

3. 得了盆腔炎，该怎么治

如果出现下腹痛，并能排除其他引起下腹痛的原因，妇科检查提示子宫颈举痛或子宫压痛或附件区压痛，可遵医嘱进行抗生素治疗。

但盆腔炎反复发作，长期使用抗生素会引起耐药性，不利于炎症消退，通过中医联合治疗会达到更理想的效果。

中医治疗方式多样，治疗盆腔炎常常从虚、郁、瘀、湿入手，多法联用，随证治之。除了可以口服中药及中成药外，还可以选择中药保留灌肠、针灸、中药外敷等治疗方式。

4. 盆腔炎总反复发作，日常护理很关键

女性朋友们一定要关注自己的月经情况，如果伴有发热、肚子痛、腰痛，就要提高警惕，及时就医。刚开始患上盆腔炎一定要高度重视，及时治疗。盆腔炎急性期抓紧时间治疗特别关键，及时治疗，很快就会退热，腹痛、白带量多等症状也能很快控制。但这并不等于病就彻底好了，一定要让妇科医生完善相关检查，明确炎症完全吸收了，才算好彻底了。

患有盆腔炎的女性，在治疗期间要注意生活细节，治疗期间不要过夫妻生活，多注意休息，适当运动；注意私处的清洁卫生，勤换内裤，勤换卫生巾；饮食方面，要多吃新鲜的蔬菜水果，补充营养，提高自身免疫力，才能有助于自身健康。

3 生为女人，无法言说的痛——慢性盆腔痛

提起慢性盆腔痛，很多女性朋友都一头雾水，但说起生活中时不时腰酸背痛、下腹痛、臀部肌肉疼痛、外阴灼烧样痛、性生活时种种不适，甚至阴道痛……她们马上满腹苦水，以及难以言表的尴尬，妇科医生表示，慢性盆腔痛症状不明显、不规律，女性朋友千万别大意。

1. 什么是慢性盆腔痛

慢性盆腔痛是指发生在女性盆腔、腰骶部、腹部或臀部的非周期性疼痛性疾病，往往持续 6 个月以上。临床主要症状是不规律的下腹部疼痛、性交痛、痛经、排尿及排便时腹痛等。

2. 慢性盆腔痛的原因

慢性盆腔痛病因复杂，可能涉及妇科、神经、消化、泌尿等多个系统，往往难以明确诊断，一半以上的患者是由两种或两种以上的病因引起的。从目前的研究来看，主要病因有慢性盆腔炎、子宫内膜异位症、盆腔淤血综合征、盆腔粘连、盆腔肿瘤、残留卵巢综合征、间质性膀胱炎、肠易激综合征、盆底

肌筋膜疼痛、肌肉骨骼系统疾病及心理因素。

3. 慢性盆腔痛有哪些危害

女性慢性盆腔痛患病率为 4% ~ 16%，由于患者长期承受反复的盆腔痛，以及原发疾病造成的不孕症、复发性流产、宫外孕、性冷淡等，因此常常会伴有焦虑、抑郁和睡眠障碍等精神 / 心理问题，直接降低了患者的生活质量。另外因其原因复杂，造成患者常常奔波于多个科室，得不到有效诊治。

4. 慢性盆腔痛该如何治疗

慢性盆腔痛的治疗是比较棘手的，需要根据患者的年龄、病因、症状、体征以及对生育的要求来决定治疗方案，包括药物治疗、理疗、外科手术等手段。

西医药物治疗根据对激素的反应分为激素反应型和激素非反应型两种。激素反应型如子宫内膜异位症、子宫腺肌病、子宫肌瘤变性等，可以使用孕激素、避孕药及促性腺激素释放激素治疗；激素非反应型如慢性盆腔炎可使用抗生素治疗。手术主要采用神经切断包括骶神经切断术和骶前神经切断术。

中医诊治慢性盆腔痛有较好的疗效，中医治疗慢性盆腔痛强调辨证与辨病相结合、内治与外治相结合、全身与局部治疗相结合的综合治疗，如中药热敷法、中药保留灌肠法、针刺疗法、艾灸、按摩、脐疗、铜砭刮痧、火罐疗法、盆腔操、耳穴疗法、足疗等，疗效显著且安全。

5. 如何预防慢性盆腔痛

（1）不久坐：上班族由于工作性质的原因，一天中多数时间是坐着的。但是久坐会使盆底血液循环减慢，盆腔静脉回流受阻，日久会给慢性盆腔痛埋下隐患。因此建议经常坐办公室的女性，工作间隙多走动，让盆底的血液循环通畅起来，盆底也能更健康。

（2）**学会放松心情：**现代人的生活和工作压力越来越大，长期得不到释放，容易产生焦虑、紧张的情绪，使得盆底肌不能得到很好的放松，容易导致慢性盆腔痛。因此，不管是生活还是工作，学会调节心情很重要，坚持腹式呼吸也是不错的选择。

（3）**少穿紧身裤：**很多女性为了追求苗条身材，喜欢穿紧身裤，但是美丽有时候是要付出代价的。长期穿紧身裤会导致盆腔受压，血液循环不畅，特别是盆底缺血、缺氧，容易出现盆腔痛。另外，紧身裤还会影响会阴部的透气性，容易引发感染等问题。

（4）**经期注意卫生：**经期子宫内膜剥脱，子宫和阴道为细菌的滋生创造了良好的环境，如果不注意经期卫生，如经期性生活、使用不洁卫生巾、经期游泳等，都有可能引发盆腔炎，造成慢性盆腔痛，所以注意经期卫生、妇科手术后以及性生活后清洁卫生，提高自身免疫力，有效预防急性盆腔炎。

（5）**做好避孕：**反复流产的隐患不容小觑，流产会导致子宫内膜的屏障作用被反复破坏，容易使细菌逆行感染，发生盆腔炎。这也是导致年轻女性患上慢性盆腔痛的原因之一。

4 一咳嗽就漏尿，该怎么办

打个喷嚏、咳嗽一声、开怀大笑，这些生活中再普通不过的瞬间，对一些女性来说，脸上却写满了"尴尬"——因为她们每出现这样的动作，下面就会不由自主地漏一些尿出来。

有过憋尿经历的人都知道，在尿憋得很急的时候，稍不注意就可能会"漏尿"。但我们今天要讲的不是暂时漏尿的情况，而是经常在出现咳嗽、大笑等腹压升高的动作时的漏尿，在医学上叫作"压力性尿失禁"。

1. 什么是压力性尿失禁

咳嗽漏尿是女性盆底肌松弛的表现之一（图 3-36）。盆底肌作为封闭盆底的肌肉群，它就像一张吊床，上面托着尿道、膀胱、阴道、子宫、直肠。一旦这张吊床弹性变差，吊力不足，吊床内的器官便无法维持在正常位置，容易出现漏尿、盆腔脏器脱垂等。压力性尿失禁是指喷嚏、咳嗽、大笑或运动等引起腹压增高时出现尿液不自主地自尿道口漏出的一种疾病。

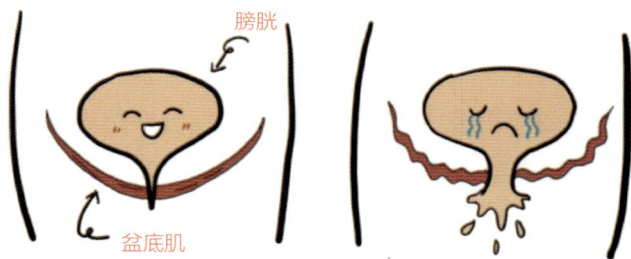

图 3-36 盆底肌松弛

2. 什么原因导致压力性尿失禁

从解剖学角度来说，女性由于尿道短，本身更容易漏尿。而造成压力性尿失禁的，有三大危险因素——肥胖、怀孕分娩、衰老。

打个比方，我们的肚子就像一个大的塑料袋，塑料袋最底下的"封边"就是我们的盆底肌群。大家日常都是使用塑料袋来装一些物品的，一直挺牢固的。结果今天超市白菜促销，你一高兴，多加了几棵大白菜进去，你说这塑料袋还撑得住吗？可不就把封边撑破了。

肥胖和怀孕分娩是压力性尿失禁的两大危险因素。你肚子里本来的"东西"就重，就像"把白菜塞进塑料袋"，盆底肌说"我太难了"，兜不住了，然后就漏尿了。

另外，衰老也是一大危险因素。随着塑料袋使用次数增加，袋子会越来越薄，越来越不经装。

人的盆底肌也是一样，随着年龄增长，盆底肌会越来越薄，患压力性尿失禁的可能性也会随年龄增长逐年增加。再加上绝经后雌激素分泌急剧下降，也会让盆腔的支持结构松弛。

此外，打喷嚏、咳嗽、开怀大笑这一系列动作，都会导致我们的腹压增大。虽然这些因素不是导致盆底肌松弛的直接原因，但如果是慢性病（如慢性支气管炎）导致的长期咳嗽，可能让腹压长期增大，进而破坏盆底肌的弹性。

3. 得了压力性尿失禁了，该怎么办

（1）换个结实点的"塑料袋"：我们可以通过运动来增强盆底肌群的力量，那就是"凯格尔运动"。

方法如下：收缩上提阴道和肛门，就像憋尿那样，维持 3～5 秒后放松，放松 2～6 秒后再重复刚才的动作。连续做 15～30 分钟，每天重复 3 次或每天做 150～200 次。

这个方法贵在坚持。坚持训练 3 个月到半年，才能看到明显的效果。至于效果如何，我想你的另一半是最有发言权的。

如果比较懒、不想练，还有一种方法是通过电刺激来增加盆底肌的力量，但一般不作为常规推荐（毕竟，谁也不想没事来"电一电"）。

另外，还可以使用药物治疗，如阴道局部雌激素治疗，因为雌激素减退也是盆底肌松弛的原因之一。这个方法推荐绝经后的妇女使用，可以缓解部分症状。

（2）**中医治疗：** 压力性尿失禁患者中医辨证多为气虚证或者肾虚证，中医治疗以益气升提、补肾固摄为治法，除了中药内服，还可以结合颊针、腹针、穴位按摩、艾灸、穴位贴敷等治疗，均能达到满意的效果。

（3）**把"破口"补起来：** 经保守治疗后仍反复发作，或者属于重度尿失禁患者，应考虑手术治疗。经阴道尿道中段无张力悬吊术是目前治疗压力性尿失禁最常用的手术方式。将一根吊带固定在体内，经过尿道的中段，给一个支撑力，帮助患者控制小便不溢出。这种方法是微创的，并发症也比较少，恢复快，更安全，效果更是立竿见影，并且能提供持久的治疗效果，可为饱受漏尿之苦的女性带来福音。

笔记页

笔记页

55检